L'HYGIÈNE THÉRAPEUTIQUE

GYMNASTIQUE, MASSAGE

HYDROTHÉRAPIE, AÉROTHÉRAPIE, CLIMATOTHÉRAPIE

PAR

LE DOCTEUR DUJARDIN-BEAUMETZ

Membre de l'Académie de médecine
et du Conseil d'hygiène et de salubrité de la Seine
médecin de l'hôpital Cochin.

AVEC FIGURES DANS LE TEXTE
ET UNE PLANCHE CHROMOLITHOGRAPHIÉE

PARIS

OCTAVE DOIN, ÉDITEUR

8, PLACE DE L'ODÉON, 8

1888

L'HYGIÈNE THÉRAPEUTIQUE

PARIS. — TYPOGRAPHIE A. HENNUYER, RUE DARCET, 7.

CONFÉRENCES DE THÉRAPEUTIQUE DE L'HOPITAL COCHIN
1886-1887

L'HYGIÈNE THÉRAPEUTIQUE

GYMNASTIQUE, MASSAGE

HYDROTHÉRAPIE, AÉROTHÉRAPIE, CLIMATOTHÉRAPIE

PAR

LE DOCTEUR DUJARDIN-BEAUMETZ

Membre de l'Académie de médecine
et du Conseil d'hygiène et de salubrité de la Seine
médecin de l'hôpital Cochin.

AVEC FIGURES DANS LE TEXTE

ET UNE PLANCHE CHROMOLITHOGRAPHIÉE

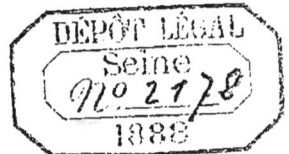

PARIS

OCTAVE DOIN, ÉDITEUR

8, PLACE DE L'ODÉON, 8

1888

PRÉFACE

Ce volume, qui renferme mes conférences de l'année dernière, est le troisième que je fais paraître depuis que je suis à l'hôpital Cochin. Les années précédentes, j'ai déjà publié, sous le titre : *les Nouvelles Médications*, la première année de mon enseignement à cet hôpital, et sous celui : *l'Hygiène alimentaire*, la seconde année de ce même enseignement.

Les dix conférences qui sont renfermées dans ce volume sont la suite de celles que j'ai déjà publiées sur l'hygiène alimentaire. Leur ensemble constitue l'hygiène thérapeutique, c'est-à-dire l'étude de tous les agents que la thérapeutique peut tirer de l'hygiène pour la cure des maladies.

La part que j'ai faite aux différentes parties qui constituent ce volume est inégale, et tandis que je me suis longuement appesanti sur la gymnastique, le massage et l'hydrothérapie, j'ai été beaucoup plus bref lorsqu'il s'est agi de l'aérothérapie et de la climatothérapie.

La raison de ce fait est facile à comprendre : tandis qu'à l'hôpital, je pouvais, pour la gymnastique, le massage et l'eau froide, faire marcher de pair, devant les élèves, la théorie avec la pratique, ce qui est le propre d'un enseignement de clinique thérapeutique, il n'en a plus été de même lorsqu'il s'est agi des applications du climat et de l'air à la cure des maladies. J'étais donc tenu, dans ce cas, à me maintenir dans le domaine de la théorie, et c'est ce qui explique le peu de développement que j'ai donné à ces dernières leçons.

La méthode que j'avais adoptée pour mes leçons sur l'hygiène alimentaire a été suivie dans les conférences renfermées dans ce volume, et c'est toujours, guidé par la physiologie et appuyé sur les exemples que les élèves ont, chaque jour, sous les yeux, à l'hôpital, que je me suis efforcé de tirer de ces leçons les conseils que je crois le plus utile à la pratique de notre art. J'espère y avoir réussi et avoir montré, dans cette double série de leçons sur l'hygiène alimentaire et l'hygiène thérapeutique, l'utilité des nombreux agents fournis par l'hygiène pour la cure des maladies.

Ce qui m'encourage et m'enhardit à publier ces dernières leçons, c'est l'empressement avec lequel le public médical a accueilli mes premières conférences, et je compte encore sur la bienveillance et l'indulgence de mes lecteurs pour faire le même accueil au volume que je leur présente aujourd'hui.

DUJARDIN-BEAUMETZ.

Paris, le 15 avril 1888.

SOMMAIRE DES CONFÉRENCES

HYGIÈNE THÉRAPEUTIQUE

PREMIÈRE CONFÉRENCE

DE LA KINÉSITHÉRAPIE.

Messieurs,

L'année dernière, j'ai abordé, dans une série de conférences, l'étude de l'hygiène alimentaire; je veux cette année compléter et terminer ce qui a trait à l'hygiène thérapeutique, en vous exposant comment on peut utiliser le mouvement, l'air, l'eau, etc., pour la cure des maladies. Dans cette série de leçons, je vous exposerai donc successivement la kinésithérapie, la massothérapie, l'hydrothérapie, l'aérothérapie et la climatothérapie. J'espère vous démontrer que ces agents hygiéniques jouent, au même titre que l'alimentation, un rôle considérable et souvent prépondérant, dans la cure d'un grand nombre d'affections; j'espère aussi que vous voudrez bien accueillir, avec le même intérêt et la même bienveillance, cette seconde partie de mon cours sur l'hygiène thérapeutique.

Je commencerai par l'étude de l'exercice et du mouvement appliqués à la cure des maladies ; on a donné à l'ensemble de ces moyens curatifs le nom de *kinésithérapie* (de χίνησις, mouvement, et θεραπεία, traitement). Je consacrerai cette première leçon à l'histoire de cette gymnastique thérapeutique; puis, dans la leçon prochaine, nous compléterons ce sujet par l'examen des méthodes et des effets physiologiques obtenus, et nous terminerons, dans une quatrième leçon, par l'étude des applications de cette kinésithérapie.

Je ne veux pas vous retracer entièrement l'histoire de la gymnastique; vous trouverez dans l'important rapport de Hillairet, dans l'ouvrage du docteur Collineau et dans la thèse intéressante du docteur Chancerel, les indications les plus précises à

Historique de la kinésithérapie.

ce sujet (1). Mais c'est surtout dans *Cynésiologie*, cet ouvrage
si remarquable de Dally père, où tous les auteurs ont puisé à
pleines mains, que les documents historiques sont accumulés en
plus grand nombre. Vous trouverez enfin dans l'article que le
docteur Dally, le fidèle continuateur de l'œuvre paternelle, a
consacré à ce propos dans le *Dictionnaire encyclopédique*, des
indications précieuses, surtout au point de vue physiologique.
Je me contenterai donc de résumer, aussi brièvement que possible, l'histoire de cette gymnastique médicale; c'est là, comme
vous le verrez, une histoire abrégée de l'hygiène thérapeutique,
qui vous offrira, je l'espère, quelque intérêt.

Période
préhistorique.
L'homme préhistorique, disions-nous dans notre première
leçon consacrée à l'hygiène thérapeutique (2), n'employait pour
la cure des maladies que des agents tirés de cette hygiène, parmi
lesquels il faut placer le mouvement et l'exercice. Obligé de
lutter contre les intempéries des saisons et contre des animaux
mieux doués que lui pour la lutte, l'homme préhistorique devait, pour maintenir son existence, se livrer à une gymnastique
naturelle, qui lui avait permis d'acquérir une force et une agi-
lité extrêmes.

Il devait aussi se livrer à ces danses que nous voyons exécuter par tous les peuples primitifs, comme l'Australien, le
Néo-Calédonien, le Tasmanien, danses inspirées, comme l'a fort
bien dit Letourneau, par la chasse ou par la guerre. Pour les danses
de chasse, ces hommes primitifs reproduisent l'allure de l'animal
qu'ils viennent d'abattre et la lutte qu'ils ont eu à soutenir;
c'est une danse de joie. Quant à la danse guerrière, elle précède les combats chez tous les peuples, et nous en voyons
des types innombrables, depuis la danse anthropophagique du
Néo-Calédonien jusqu'à la pyrrhique des Grecs.

Ces danses guerrières sont entremêlées de chants, et l'un des
plus curieux est, à coup sûr, celui que de Rochas a placé dans la

---

(1) Dally père, *Cinésiologie ou science du mouvement dans ses rapports
avec l'éducation, l'hygiène et la thérapeutique.* Paris, 1857. — Dally fils,
art. GYMNASTIQUE, in *Dictionnaire encycl.* — Hillairet, *Enseignement de
la gymnastique dans l'Université,* 1878. — Collineau, *la Gymnastique.*
Paris, 1884. — Chancerel, *Historique de la gymnastique médicale depuis
son origine jusqu'à nos jours* (*Thèse de Paris,* 1864).

(2) Dujardin-Beaumetz, *Hygiène alimentaire,* première conférence,
Paris, 1886.

bouche des Néo-Calédoniens : « Attaquerons-nous l'ennemi?
— Oui. — Sont-ils forts? — Non. — Sont-ils vaillants? — Non.
— Nous les mangerons? — Oui. »

Mais au seuil de l'histoire du genre humain, c'est chez le peuple chinois et le peuple indien que nous trouvons les premières
indications de la coordination des éléments tirés de l'exercice et
du mouvement dans un but déterminé. 2698 ans avant notre
ère, sous le règne de l'empereur Hoang-Ti, parut un livre, le
Cong-fou, qui veut dire l'art de l'homme, où se trouvent longuement exposés tous les principes de la gymnastique, même médicale. Ce livre met en pratique cette maxime chinoise : *Perfec-
tionne-toi toi-même, renouvelle-toi complètement chaque jour,
fais-le de nouveau et toujours de nouveau.*

Période
chinoise.

Le *Cong-fou* insiste longuement sur la gymnastique respiratoire, et s'efforce d'expliquer par des raisons physiologiques cette
nécessité des exercices de la respiration. Pour l'auteur chinois,
c'est le mouvement qui établit l'équilibre de la respiration, et
cette respiration est le balancier qui entretient le mouvement et
la composition du sang. Enfin, ajoute l'auteur, la respiration
change la composition et la proportion des principes du sang.
Comme vous le voyez, messieurs, ces idées sont absolument
conformes à ce que professe aujourd'hui la physiologie la plus
récente.

Du
Cong-Fou.

Je ne vous donnerai pas ici tous les détails dans lesquels entre
le *Cong-fou* pour indiquer les mouvements que l'on doit exécuter. Qu'il vous suffise de savoir que l'on admettait trois attitudes ou postures, et que ces attitudes ou postures admettaient
elles-mêmes un grand nombre de variétés ; qu'il y avait aussi trois
manières de respirer, l'une par la bouche, l'autre par le nez, la
troisième par la bouche pour l'expiration, et par le nez pour
l'inspiration. Vous verrez qu'aujourd'hui encore nous adoptons,
plus de 4500 ans après l'apparition du *Cong-fou,* les mêmes
mouvements et les mêmes règles.

Pour nous, qui appartenons aux branches indo-européennes,
il est surtout intéressant de connaître ce que la race hindoue connaissait de la gymnastique et de ses applications. Lorsque les
hommes blancs, les *pandous*, eurent chassé les hommes noirs,
kourous, qui habitaient originellement le sol de l'Inde, c'est-à-
dire vers le seizième siècle avant notre ère, apparurent les *Vedas*,
ces livres sacrés révélés par Brahma. Parmi ces vedas se trouve

Période
hindoue.

un livre, l'*Ayur-Veda* (la Science de la vie), qui est consacré à la médecine.

La tradition mythique veut qu'un sage, Bahradwaja, pour éloigner les maux qui affligeaient l'humanité, se rendit près d'Indra pour demander son secours contre les faiblesses et les infirmités de l'homme. Indra accueillit les prières du sage et lui enseigna les préceptes de l'*Ayur-Veda*.

De l'*Ayur-Veda*. Cet *Ayur-Veda*, le plus antique livre de médecine hindoue, est divisé en huit chapitres, dont un est consacré tout entier à l'alimentation et à l'hygiène. Ces préceptes de l'*Ayur-Veda* ont été reproduits dans un ouvrage de Susruta, où on les trouve encore aujourd'hui. Vous trouverez aussi dans le *Code de Manou*, recueilli vers le treizième siècle avant notre ère, des indications précieuses sur l'hygiène du peuple hindou. Vous y verrez, comme dans le *Cong-fou*, des préceptes sur les frictions, les massages, les ablutions et surtout sur la manière de respirer.

Le sixième livre des *Lois de Manou* dit en propres termes :

« Le Sanniasi (dévot ascétique) pour se purifier doit se baigner et retenir six fois sa respiration.

« Trois suppressions d'haleine seulement faites suivant la règle, et accompagnées des paroles sacrées : *Bhour, Bhouvah, Swar*, du monosyllabe *Aum*, de la *Sâvitri* et du *Siva*, doivent être considérées comme l'acte de dévotion le plus grand pour un Brahmane (1).

« De même que les impuretés des métaux sont détruites lorsqu'on les expose au feu, de même toutes les fautes que les organes peuvent commettre sont effacées par des suppressions d'haleine.

« Qu'il efface ses péchés en retenant sa respiration. »

A côté de ces règles religieuses, il faut placer aussi les danses qui avaient lieu aux portes des temples, danses que vous trouverez bien décrites dans l'ouvrage du docteur Edmond Dupouy, et qui, exécutées par les bayadères, faisaient partie de cet ensemble de pratiques auquel on a donné le nom de *prostitution sacrée* (2).

---

(1) *Bhour, Bhouvah* et *Sivar* signifient *terre, atmosphère* et *ciel* ; ce sont les noms des trois mondes. *Aum* est formé de trois lettres qui désignent : A *Vichnou*, U *Siva* et M *Brahma* ; c'est la triade divine. La *Sâvits* et le *Sines* sont des hymnes indiens.

(2) Dupouy, *la Prostitution dans l'antiquité*, Paris, 1887.

De l'Inde, la pratique de la gymnastique passe en Egypte, et Période égyptienne. elle y maintient son caractère sacré et guerrier. On insiste surtout sur le caractère militaire de la gymnastique, et sous le nom d'*Agonistique* on constitue un ensemble de manœuvres et de danses guerrières. L'étude des monuments de l'antiquité égyptienne ne laisse aucun doute sur le développement qu'avaient pris ces danses et ces exercices dans l'éducation sociale du peuple égyptien. Vous trouverez dans les travaux de Champollion-Figeac, et surtout dans le grand ouvrage que Krause a consacré à ce sujet, des indications précises sur ces exercices.

Puis nous arrivons à la Grèce, et l'on peut dire aussi à l'apo- Période grecque. gée de la gymnastique appliquée tant au développement du corps qu'au traitement des diverses maladies. Admirateurs de la beauté physique dont la statuaire antique nous a donné d'immortelles reproductions, les Grecs ont poussé aussi loin que possible l'application de l'exercice et du mouvement au développement harmonieux du corps; dans l'éducation de la jeunesse et de l'âge adulte tous les efforts du peuple grec visaient ce but : « Placer l'âme d'un sage dans le corps d'un athlète. »

Les jeux Olympiques et Isthmiques nous montrent par les honneurs presque divins que l'on accorde au vainqueur, l'importance que toute la Grèce attachait à la gymnastique. Saint Jean Chrysostome ne nous dit-il pas, en effet, que lorsque l'athlète Exanète revint triomphant des jeux Olympiques, on pratiqua une ouverture dans les murailles de sa ville natale pour laisser entrer les trois cents chars attelés de chevaux blancs qui précédaient le triomphateur.

Nous avons sur la gymnastique grecque des données assez exactes et vous me permettrez de vous les exposer ici rapidement. Les Grecs divisaient les exercices gymnastiques en quatre parties : c'étaient d'abord des exercices naturels, comme la course, le saut, la natation, la marche, la lutte, c'est ce qu'ils appelaient la *palestrique*, de πάλαιω (lutter); puis venaient les mouvements avec les armes, c'était l'*oplomachie;* les danses religieuses constituaient l'*orchestrique;* enfin venait la *gymnastique médicale*, qui constituait pour la médecine grecque une des branches importantes de l'art de guérir.

Les gymnases, où l'on pratiquait à la fois et l'enseignement Des gymnases. de la philosophie, et celui des exercices du corps, étaient d'immenses palais où l'on avait accumulé les plus beaux marbres de

l'Attique et la plupart des chefs-d'œuvre de la statuaire antique.
Athènes comptait quatre de ces grands gymnases, c'étaient l'Académie, le Lycéum, le Ptolemaion, et enfin le Cynosarge, qui,
comme son nom l'indique, était réservé aux gens du peuple et
aux esclaves.

Là, sous la direction des gymnasiarques aidés de leurs aides
appelés les *aliptes*, la jeunesse grecque se livrait à tous les
exercices du corps. Pour les hommes, comme pour les femmes,
tous ces exercices se pratiquaient complètement nus, car les
Grecs joignaient à l'exercice l'idée de la nudité, comme le
prouve le nom de *gymnastique*, de γυμνός, nu. A coup sûr, c'est
à la pratique de ces exercices et à cette habitude de rester nu
que les sculpteurs grecs ont dû de pouvoir trouver dans les gymnases des modèles de ce que nous considérons encore aujour-
d'hui comme l'idéal du beau physique. Mais revenons maintenant à la gymnastique médicale.

Gymnastique
médicale.

Hérodicus, l'un des maîtres d'Hippocrate, serait, au point de
vue des Grecs, le véritable fondateur de la gymnastique médicale.

Hérodicus.

Ayant apprécié sur lui-même les bons effets de l'exercice qui le
guérit d'une maladie réputée incurable, il l'appliqua à la cure
d'un grand nombre d'affections, et il poussa jusqu'à l'extrême
ces préceptes de gymnastique. Ainsi pour les malades atteints
de fièvres, il leur ordonnait d'aller d'Athènes à Eleusis, et d'en
revenir, sans s'arrêter, en passant par Mégare, ce qui représente
pour l'aller une distance de 188 stades ou 33 kilomètres. De telle
sorte que le fiévreux parcourait sans s'arrêter une distance de
66 kilomètres. Aussi son élève Hippocrate blâme-t-il Hérodicus,
et reconnaît que souvent les personnes succombaient à la suite
de ces exercices forcés.

Iccus.

Après Hérodicus nous devons citer Iccus. Tandis que le premier exerçait à Athènes, c'est à Tarente que pratiquait Iccus,
qui le premier songea à joindre, aux exercices auxquels étaient
soumis les athlètes, une alimentation spéciale, jetant ainsi les
bases de l'entraînement physiologique.

Elevés ou entraînés dans un but exclusif, véritables produits
de l'art du gymnaste, les athlètes triomphateurs dans les jeux
Olympiques ou Isthmiques n'offraient cependant qu'une résistance médiocre aux fatigues du travail, à celles surtout de la
guerre, et faisaient de médiocres soldats. Hippocrate, qui
résume d'une façon parfaite tous les préceptes tirés de l'appli-

cation du mouvement et de l'exercice au traitement des maladies, s'élève avec vigueur contre ces abus de la gymnastique et son opinion est résumée dans l'aphorisme suivant : « C'est de la proportion exacte entre l'exercice et la santé que résulte l'harmonie des fonctions. »

En tout cas, la médecine grecque tira un grand parti pour la cure des maladies de la pratique des mouvements et des exercices; aussi Littré, avec juste raison, considère-t-il la gymnastique médicale comme une des trois origines de la médecine grecque; les deux autres étaient fournies, l'une, par les préceptes des prêtres d'Esculape, les Asclépiades, l'autre par l'enseignement des philosophes, qui, comme vous le savez, avaient fait entrer l'étude de la médecine dans l'ensemble des sciences qu'ils professaient. A un moment, les Asclépiades furent délaissés, et on suivit presque exclusivement les gymnases où se trouvaient réunis et les gymnasiarques et les philosophes.

Vous trouverez, dans la *Diète salubre*, un passage d'Hippocrate Hippocrate. qui rend bien compte de l'idée qu'on se faisait de l'action de la gymnastique dans le traitement des maladies. « Les foulons, dit Hippocrate, foulent les étoffes sous leurs pieds, ils les nettoient, ils les battent, ils les travaillent, ils les lavent et les rendent plus fortes en leur ôtant leurs impuretés; il en est de même à l'égard de notre corps, et c'est ce que fait la pratique de la gymnastique.

En passant des Grecs chez les Romains, les exercices gymnas- Période tiques se transformèrent. On ne songea plus à s'approcher au- romaine. tant que possible de l'idéal au point de vue de la beauté physique, mais on chercha à créer des soldats d'une part, des gladiateurs de l'autre. En ajoutant aux gymnases les bains, pratique que les Romains avaient puisée en Orient, les Romains modifièrent profondément ces établissements, qui devinrent peu à peu des lieux de débauche et préparèrent les siècles de décadence, et cela malgré les efforts de Musa, médecin d'Auguste, et ceux de Charmis (de Marseille), qui, fondateurs de l'hydrothérapie, substituèrent aux bains de vapeur et aux bains chauds l'usage de l'eau froide.

Tous les médecins de la période romaine, médecins d'origine Oribaze. grecque bien entendu, signalent l'utilité de l'exercice pour le traitement des maladies, et l'on trouve dans le célèbre *Recueil* qu'Oribaze fit en 360, sous les ordres de Julien, de tous les auteurs de l'antiquité qui avaient parlé de la médecine, un livre tout entier consacré à la gymnastique. Ce livre, qui a pour nous Parisiens un certain intérêt, puisqu'il est probable qu'il a été écrit à Lutèce, a été traduit par Daremberg. Vous y trouverez les principales indications sur ce que les anciens avaient tiré de la gymnastique pour le traitement des maladies. Il y a même des passages fort intéressants sur la gymnastique respiratoire.

D'après un passage d'Antyllus, recueilli par Oribaze, la déclamation à haute voix a pour effet de dilater la poitrine et d'augmenter la capacité respiratoire, mais cette déclamation doit être repoussée dans tous les cas d'hémoptysie.

D'après Galien, toujours cité par Oribaze, l'exercice est tout mouvement qui fait changer la respiration. Le médecin de Pergame insiste aussi sur tous les exercices gymnastiques et, de plus, sur les frictions, les massages et même les mouvements passifs, véritable gymnastique suédoise que l'on appliquait au traitement des fièvres.

A partir du quatrième siècle, nous n'avons plus qu'à signaler Aetius au sixième siècle, Alexandre de Tralles et Paul d'Egine, au septième siècle, qui reproduisent dans leurs compilations l'œuvre presque tout entière d'Oribaze. Puis la nuit se fit complète sur tout ce qui a trait aux arts et aux sciences, nuit profonde, et qui dure jusqu'à ce que, sortie du moyen âge, l'Europe voit paraître l'aurore d'une période nouvelle, la renaissance.

Période du moyen âge.

Pendant cette longue période, qui s'étend du sixième siècle au seizième, c'est-à-dire qui comprend un millier d'années, la pratique des exercices corporels ne fut pas abandonnée, et nous la voyons mise en usage pour l'éducation des chevaliers. Tandis que les uns s'enferment dans les cloîtres et y subissent les règles rigoureuses d'ascétisme que l'on met en pratique en ces lieux, d'autres au contraire se livrent avec ardeur aux exercices du corps et constituent cette chevalerie qui, si elle n'a créé ni artistes ni savants, fait cependant des hommes forts et vigoureux, capables de supporter ce dur harnais de guerre et ses armures lourdes et massives qui sont encore pour nous un sujet d'étonnement.

L'école arabe, qui seule avait recueilli pendant ce long espace de temps les traditions de l'antiquité, n'a rien ajouté à la pratique des anciens, ils l'avaient même plutôt affaiblie qu'augmentée, et dans Rhazès vous ne trouverez que quelques passages fort écourtés sur la gymnastique médicale.

Puis arrive le seizième siècle et la renaissance, et l'on s'empresse alors de reviser et de collationner les œuvres de l'antiquité éparses en tout lieu. Dans ce travail de recherche et d'annotation, la gymnastique n'est pas oubliée. C'est ainsi que nous voyons Antonio Gazi, de Padoue, dans la *Florida Corona*, cette couronne, comme il le dit lui-même, formée des plus belles fleurs cueillies dans le champ d'Hippocrate et de Galien, réunir tout ce qui a trait à l'hygiène et en particulier à la gymnastique. Son ouvrage est divisé en trois cents chapitres dont onze sont consacrés aux exercices du corps. Seizième siècle.

Dans un autre recueil paru en 1512, et qui a pour titre : *la Rose gauloise du collecteur lyonnais, le seigneur Symphorien Champier,* qui est aussi comme la *Florida corona,* un recueil de tout ce que les anciens avait écrit sur la médecine, nous voyons l'auteur dans un chapitre qu'il consacre à sa femme, Marguerite du Terrail, de l'illustre famille du chevalier Bayard, chapitre qu'il intitule pour cette cause *Sa précieuse Marguerite,* signaler les exercices comme pouvant être utiles à la santé.

Notre grand chirurgien Ambroise Paré n'oublie pas non plus la gymnastique, et dans la première édition de ses œuvres parue en 1575, vous trouverez un chapitre entier placé dans l'introduction ayant pour titre : *Du mouvement et repos,* dans lequel il est question non seulement des exercices gymnastiques, mais encore des frictions « *lesquelles peuvent se réduire en trois, à sçauoir : dure, molle, médiocre* ». C'est, comme vous le voyez, la description du massage faite par Ambroise Paré.

En 1558, parut un ouvrage assez étrange d'un professeur à l'Université de Montpellier, Laurent Joubert, et intitulé *Traité du Ris,* et dans lequel l'auteur s'efforce à démontrer que par les mouvements qu'il provoque, le rire est utile à la santé. C'est là de la véritable gymnastique respiratoire.

Il ne faut pas oublier aussi le travail que du Choul fit sur les ordres de Henri II, et où le célèbre antiquaire de Lyon résume toutes les connaissances des anciens sur les bains, et comme il le dit lui-même *sur les antiques exercitations grecques et romaines.*

Enfin en 1573, à la fin de ce seizième siècle, paraît le premier traité de gymnastique ; il est dû à Mercurialis, qui fut, comme l'a bien dit Hillairet, le précurseur de la gymnastique moderne.

Je dois aussi vous signaler un ouvrage assez étrange paru en 1606, et qui pour titre le *Portraict de la santé*. L'auteur de ce livre, Joseph Du Chesne, médecin ordinaire de Henri IV, contient un chapitre très long sur l'exercice et le repos, et où l'on trouve la description des exercices musculaires que l'on peut mettre en usage, le tout basé, bien entendu, sur les anciens.

Mais ce n'est pas tant dans les ouvrages de médecine proprement dits ou d'hygiène que vous trouverez des indications précises sur la gymnastique, c'est surtout chez les philosophes, ou plutôt les grands réformateurs, qui s'efforçaient d'apporter dans l'éducation de la jeunesse de sages réformes, et je dois vous signaler Rabelais, Luther et Montaigne.

Rabelais.

Dans son immortel ouvrage, Rabelais n'a garde d'oublier l'importance de la gymnastique pour l'éducation du jeune Gargantua, et nous y trouvons les préceptes des anciens accommodés au goût de l'époque. Il insiste surtout sur la gymnastique respiratoire, et parmi les exercices que fait exécuter à Gargantua un gentilhomme venu de Touraine, l'écuyer Gymnase, le développement de l'appareil pulmonaire est l'objet de leur sollicitude, comme on peut en juger par le passage suivant : « Et pour s'exercer le thorax et le pulmon criait comme tous les diables, je l'ouis appelant une fois Eudemond depuis la porte Saint-Victor jusqu'à Montmartre. »

Luther.

Le grand réformateur Luther est tout aussi affirmatif au sujet de la nécessité de la gymnastique pour l'entretien de la santé. Pour lui, elle produit « une membrure forte et robuste, tout en entretenant le corps à l'état de santé ; elle peut empêcher la jeunesse de s'abandonner à la paresse, à la débauche, à la boisson et au jeu ».

Montaigne.

Dans un style encore plus élevé, notre grand philosophe Montaigne, dans sa belle lettre à Diane de Foix, comtesse de Gurson, exprime d'une façon remarquable la nécessité de faire marcher de pair l'éducation physique avec l'éducation morale, et je reconnais, comme Dally, qu'on devrait inscrire la phrase que je vais vous dire sur tous les murs de nos lycées : « Ce n'est pas une âme, ce n'est pas un corps qu'on dresse, c'est un homme, et il n'en faut faire à deux et, comme dit Platon, il ne faut pas les dresser l'un sans l'autre, mais les conduire également comme un couple de chevaux attelés à même timon. »

Telles étaient les idées des réformateurs de l'époque; mais ces projets ne se réalisèrent pas, et, sauf quelques cas isolés, la gymnastique resta à l'état théorique, et cela malgré l'intervention de Rousseau qui, dans son *Emile*, revient encore sur la nécessité des exercices du corps. Comparant la gymnastique à l'art de la danse, alors très en vogue, sous la direction d'un maître de danse célèbre de l'époque, il dit, à propos d'Emile : « J'en ferai l'émule d'un chevreuil plutôt que d'un danseur de l'Opéra. »

Il ne faut pas oublier non plus les noms de Nicolas Andry et de Tissot. L'irascible doyen de la Faculté, l'adversaire redouté des chirurgiens, Nicolas Andry, qui avait passé sa thèse sur ce sujet assez étrange : *De l'action que peut avoir sur la cure des maladies la gaîté du médecin et l'obéissance du malade*, fit paraître en 1741 un *Traité de l'orthopédie* en deux volumes, où il insiste avec juste raison sur l'importance des mouvements et de l'exercice dans le traitement des difformités du jeune âge. Andry.

Tissot, qu'il ne faut pas confondre avec l'auteur de la *Dissertation de l'onanisme* et de l'*Essai sur la santé des gens du monde*, et qui était, lui, chirurgien-major des chevau-légers, fit paraître en 1780 un *Traité de gymnastique* des plus complets, et qui très probablement, comme le dit Collineau dans son bel ouvrage *la Gymnastique*, a inspiré tous les auteurs étrangers qui ont depuis écrit sur la gymnastique. Tissot.

Enfin, à la fin du dix-huitième siècle, et en même temps qu'apparaissaient les travaux précédents, la gymnastique entra désormais dans l'éducation, et l'on doit cette introduction au créateur véritable de l'enseignement primaire qui dans un livre, dont le titre paraîtra bien simple et bien naïf à beaucoup de personnes : *Comment Gertrude instruisit ses enfants*, a fondé les bases de l'enseignement intuitif, à Pestalozzi.

Pestalozzi était Suisse du canton d'Unterwald, et nul endroit n'était mieux choisi pour servir de berceau à la gymnastique moderne. Placée au centre de l'Europe, habitée par une population de montagnards habiles aux exercices du corps, la Suisse adopta avec ardeur les idées de Pestalozzi, et l'on vit se créer sous cette impulsion des gymnases à Stanz, à Berthoud, à Yverdon, où accoururent non seulement les Suisses, mais encore les Pestalozzi.

pays voisins; c'est ainsi que Gulsmuth, originaire de Saxe, devint l'élève de Pestalozzi, et transporta ensuite la méthode en Allemagne, puis ce fut Natchtigall qui fit de même pour le Danemark; de telle sorte qu'au commencement de ce siècle, en 1800, trois pays possédaient des gymnases : c'étaient la Suisse, l'Allemagne et le Danemark.

A partir de cette époque, la gymnastique devient scolaire et médicale, et nous la voyons se répandre dans tous les pays du globe; il est surtout quatre noms qui résument les efforts faits dans cette direction pendant la première partie du dix-neuvième siècle, ce sont ceux de Ling pour la Suède, de Jahn pour l'Allemagne, de Clias et d'Amoros pour la France.

Ling.   Pierre-Henri Ling, né le 15 novembre 1776 au presbytère de la paroisse de Ljunga, dans le Smaland, en Suède, étudiant de l'université d'Upsal, était atteint d'une rétraction des muscles du bras, qui résultait d'une blessure qu'il avait reçue en 1801 dans une bataille navale livrée entre les Anglais et les Danois. Il combattit cette rétraction permanente du bras par l'escrime et, frappé des résultats remarquables qu'il avait obtenus, il abandonna sa chaire de poésie et de mythologie scandinave pour s'occuper spécialement de la gymnastique. Il créa cet ensemble d'exercices spéciaux auquel on a donné le nom de *gymnastique suédoise*, et que je vous exposerai longuement dans la leçon prochaine à propos des exercices de gymnastique.

Jahn.   Si avec Ling, la gymnastique était devenue médicale, et cela au point qu'on a pu le considérer comme le fondateur de la kinésithérapie moderne, avec Jahn elle prend une autre allure et devient patriotique et militaire. Jahn veut que la gymnastique serve au triomphe de l'idée allemande, il prend comme devise: *Liberté, Autonomie, Gloire de la patrie.*

Clias.   Pour la France, c'est à Clias et à Amoros que nous devons l'établissement des premiers gymnases. Clias était né à Berne en 1780; il devint professeur à l'Académie de cette ville, puis vint en France, passa en Angleterre pour revenir ensuite en France, portant partout ces préceptes de gymnastique. C'est surtout dans un rapport à la Société de médecine de Paris que l'on trouve les indications les plus précises sur son enseignement de la gymnastique.

Amoros.   Amoros, lui, était Espagnol; des raisons politiques l'exilèrent de son pays, et il vint se fixer en France et consacra sa vie à la propagation de la gymnastique. J'ai moi-même, quand j'étais enfant, assisté aux exercices du colonel Amoros. Ces exercices se passaient alors dans un immense gymnase qu'il avait fait construire aux Champs-Elysées, dans la rue qui porte aujourd'hui le nom de Jean-Goujon. Là on conduisait les jeudis et les dimanches les élèves des différentes pensions et, lorsque les exercices par section étaient terminés, on nous réunissait tous ; le colonel Amoros alors apparaissait, et on exécutait, sous sa direction, des exercices d'ensemble accompagnés de chant qui constituaient surtout la méthode gymnastique d'Amoros.

Depuis Clias et Amoros, la gymnastique s'est développée rapidement en France, elle est devenue obligatoire dans l'enseignement primaire et, de plus, dans l'armée les mouvements d'ensemble et d'assouplissement ont pris un grand développement.

Parmi les nombreux maîtres de gymnastique, il en est un que je tiens à citer, et cela surtout parce que par un étrange oubli son nom ne se trouve même pas dans la thèse, d'ailleurs fort intéressante, du docteur Chancerel (1) ; je veux parler de Napoléon Laisné. Ce fut lui qui le premier professa la gymnastique dans les hôpitaux d'enfants, et sous la direction de Blache et celle de Bouvier, appliqua dans nos hôpitaux la gymnastique à la cure de certaines affections convulsives, comme la chorée, et aujourd'hui encore, malgré son âge avancé, Laisné n'a cessé de professer et de diriger l'enseignement de la gymnastique dans nos hôpitaux et dans nos écoles.

Laisné.

J'en ai fini avec cet historique de la kinésithérapie. Dans la prochaine leçon nous étudierons les méthodes mises en usage et les effets physiologiques que l'on peut en attendre.

(1) Chancerel, *Historique de la gymnastique médicale depuis son origine jusqu'à nos jours* (*Thèse de Paris*, 1864).

DEUXIÈME CONFÉRENCE

EFFETS PHYSIOLOGIQUES DE LA KINÉSITHÉRAPIE.

Messieurs,

Je désire consacrer cette leçon à l'étude des effets physiologiques que produisent l'exercice et le mouvement. La gymnastique agit d'abord sur la respiration et la circulation.

L'action sur la respiration est peut-être de beaucoup la
plus importante, et Dally a surtout insisté sur ce point. Vous
vous rappelez dans l'historique que je vous ai fait dans la dernière conférence, combien les anciens attachaient aussi d'importance à l'influence des exercices sur la respiration.

D'une façon générale, la gymnastique augmente l'ampliation
de la poitrine. Nous pouvons juger de l'augmentation de l'amplitude thoracique soit par la mensuration, soit par l'application
des appareils enregistreurs à la mesure des mouvements respiratoires.

Action
sur la
respiration.

Dans un travail fait en commun par Chassagne et Dally (1)
à l'Ecole militaire de gymnastique de Joinville-le-Pont, ces auteurs ont montré que, sur 401 individus soumis aux exercices
gymnastiques pendant cinq mois, la circonférence thoracique
bimammaire avait augmenté en moyenne de 2 cent. 51 chez 307
d'entre eux ; ce qui fait une proportion de 76 pour 100. En
Allemagne, le docteur Abel est arrivé à des résultats à peu près
semblables, et le nombre de ceux dont la poitrine aurait subi une
augmentation sous l'influence de la gymnastique serait de 75
pour 100.

Un autre procédé de mensuration du thorax consiste à ap-

---

(1) Chassagne et Dally, *Influence de la gymnastique sur le développement de l'homme*, 1881.

INFLUENCE DE LA GYMNASTIQUE
SUR LES PULSATIONS ET LA RESPIRATION

Repos.

R, respirations. — P, pulsations.

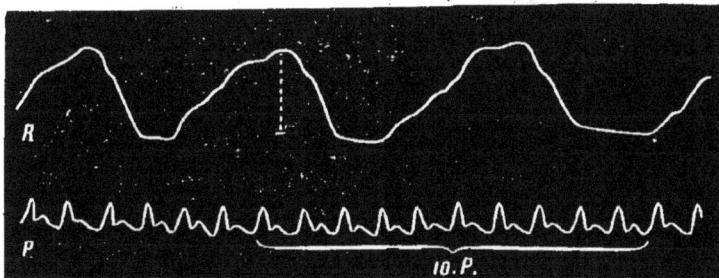

14 respirations, 85 pulsations par minute.

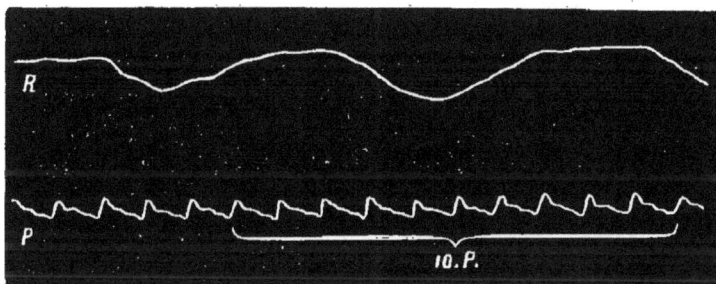

14 respirations et 76 pulsations.

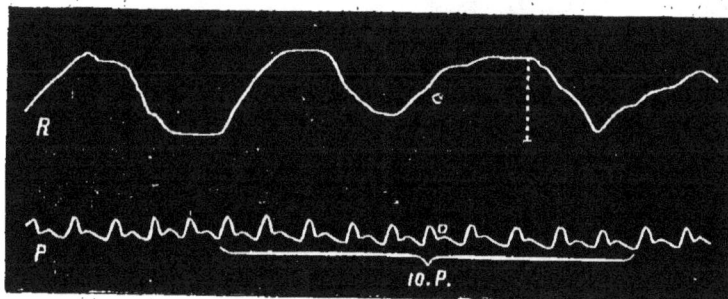

16 respirations, 85 pulsations.

INFLUENCE DE LA GYMNASTIQUE
SUR LES PULSATIONS ET LA RESPIRATION
Exercice.

R, respirations. — P, pulsations.

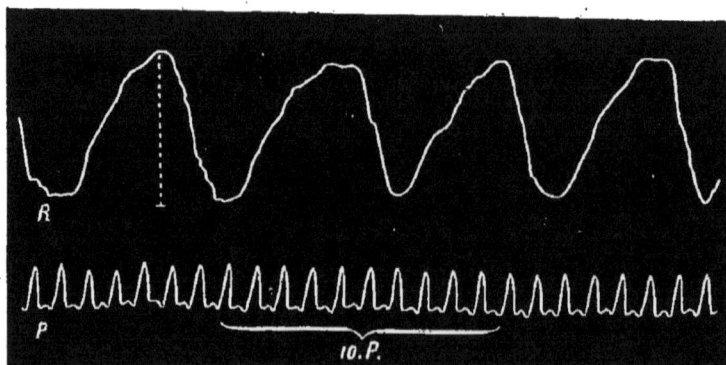

Après dix minutes de pas gymnastique sur place. 120 pulsations, 22 respirations.

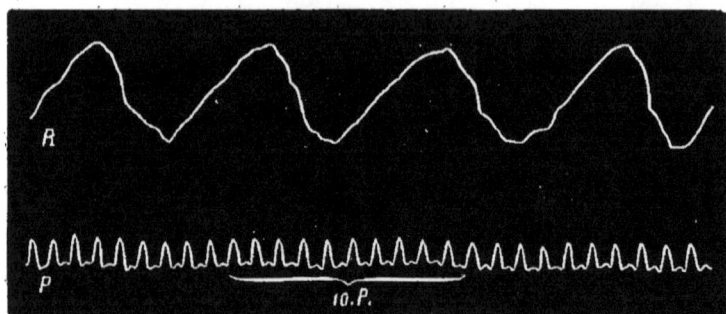

Après dix minutes après une course de vitesse. 22 respirations, 150 pulsations.

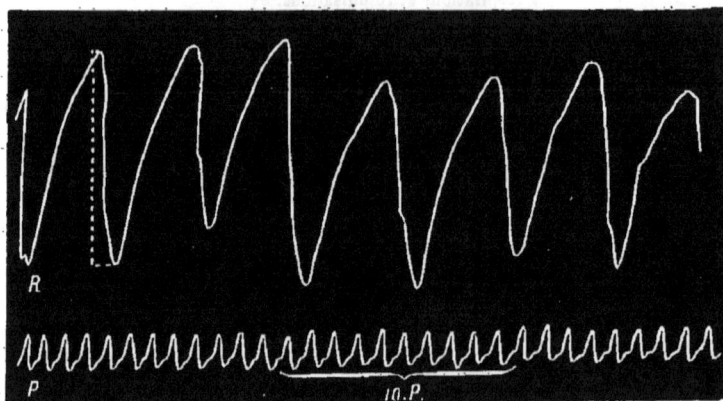

Après l'ascension trois fois répétée de trois étages. 24 respirations, 150 pulsations.

pliquer à la poitrine les mêmes procédés que l'on a employés
en anthropologie pour mesurer le crâne ; c'est ce qu'a fait Fourmantin. Sous le nom d'*indice thoracique* il donne le rapport cen-
tésimal du diamètre transversal du thorax par rapport à son
diamètre antéro-postérieur, rapport que l'on représente par la
formule suivante : $\dfrac{DT \times 100}{DAP.}$

Indice
thoracique.

Cet indice sera d'autant plus élevé que la poitrine sera plus
aplatie ; il deviendra au contraire de moins en moins élevé à
mesure que la poitrine se développera. L'aplatissement de la poitrine correspondant à une capacité respiratoire moindre, chez
les phthisiques, l'indice thoracique variera entre 135 et 152,
tandis qu'au contraire chez les individus jouissant d'une capacité
respiratoire suffisante et normale cet indice sera de 128 ; les
exercices gymnastiques tendront donc à abaisser l'indice thoracique.

Mais l'instrument qui met encore mieux en lumière cette
amplitude des mouvements respiratoires, c'est le *pneumographe*,
qui permet d'enregistrer, comme vous pouvez le voir, l'amplitude des mouvements de la respiration.

Dans d'intéressantes recherches faites par Marey sur l'influence du mouvement sur la respiration et la circulation (1) à
l'aide de ce pneumographe, le savant physiologiste a obtenu des
tracés que je mets sous vos yeux, et qui vous démontrent, mieux
que je ne pourrais le faire, que sous l'influence des exercices
gymnastiques on voit les mouvements thoraciques doubler d'amplitude. (Voir le tableau ci-dessus.)

Cette augmentation dans la capacité thoracique a plusieurs
conséquences, elle permet d'abord à une plus grande quantité
de sang de se mettre en contact avec l'air extérieur, ce qui est
une cause d'augmentation dans les combustions de l'économie ;
elle permet surtout à une plus grande quantité d'air de pénétrer
dans les poumons.

Ceci a une importance capitale, car cette augmentation de la
capacité respiratoire a pour résultat d'éviter l'essoufflement, c'est-
à-dire l'accroissement exagéré des mouvements respiratoires,
sous l'influence d'un exercice. Edw. Smith nous a montré, en
effet, que si l'on représente par le chiffre 1 la quantité d'air qui

(1) Marey, *Académie des sciences*, 10 juillet 1881.

pénètre par heure dans le poumon (quantité qui est de 540 litres) chez un individu couché, ce chiffre augmentera dans les proportions suivantes, si l'individu se livre aux exercices ci-dessous énumérés :

Debout..	1,33
Marche modérée...........................	1,90
Marche rapide.............................	4,76
A cheval, au pas.........................	2,20
— au galop......................	3,16
— au trot.......................	4,50
Natation...................................	4,31
Course rapide.............................	7,00

Pour faire pénétrer une aussi grande quantité d'air à la suite des exercices corporels que je viens d'énumérer, il faut augmenter tellement les mouvements respiratoires que l'essoufflement se produit rapidement chez les personnes qui n'ont pas l'habitude de ces exercices gymnastiques. Mais, comme je viens de vous le démontrer tout à l'heure, comme la gymnastique augmente la capacité respiratoire, elle permet à l'individu, en faisant entrer plus d'air dans son poumon, de diminuer le nombre des respirations et d'éviter l'essoufflement.

Dans un travail récent, Charles Richet et Rondeau (1) ont bien mis en évidence l'influence du travail musculaire sur les échanges respiratoires. Chez un homme de quarante-huit ans, pesant 80 kilogrammes, et soumis à un régime alimentaire régulier, ces physiologistes ont étudié l'effet du travail sur la respiration. D'après ces expériences, il résulte les faits suivants : c'est que la ventilation pulmonaire se proportionne au travail effectué. Le travail musculaire suffit pour modifier le volume d'air qui passe par le poumon. La ventilation croît avec le travail et en raison même de l'intensité du travail, la proportionnalité est rigoureuse. Les proportions centésimales d'oxygène absorbé tout en augmentant avec le travail, augmentent moins cependant que les proportions d'acide carbonique expiré.

Tels sont les résultats auxquels sont arrivés ces expérimentateurs, ils ont la plus haute importance et confirment en la

(1) Ch. Richet et Rondeau, *Influence du travail musculaire sur les échanges respiratoires (Comptes rend. de l'Acad. des sc.*, séance du 27 juin 1887).

précisant les faits relatifs à l'influence de la gymnastique sur la respiration.

Influence sur la circulation. Dans les tracés que j'ai mis tout à l'heure sous vos yeux, vous avez pu voir que le pouls était aussi indiqué, et que les exercices augmentaient et le nombre des pulsations et leur amplitude. Cette influence de la gymnastique sur la circulation est tout aussi importante que son action sur la respiration. Cette activité plus grande de la circulation résulte de deux causes, d'abord de la contraction musculaire, puis de l'accroissement de la capacité pulmonaire.

La contraction musculaire active, comme vous le savez, la circulation veineuse : nous en avons une preuve évidente dans l'opération de la saignée où, pour obtenir de la veine ouverte un jet de sang plus régulier et plus intense, nous exigeons du malade qu'il exécute avec la main des mouvements qui mettent en jeu les muscles de l'avant-bras.

Cette activité plus grande des battements du cœur provient aussi de ce que la capacité pulmonaire étant augmentée, l'appel du sang veineux par le poumon est plus considérable. Il arrive plus de sang dans le ventricule droit, ce qui en amène davantage dans le ventricule gauche, de telle sorte que la circulation veineuse et la circulation artérielle sont augmentées.

Influence sur le cœur. Quant à l'action sur le muscle cardiaque, elle mérite de nous arrêter quelque temps. Vous verrez en effet, par la suite de ces leçons, qu'un des points les plus discutés de la kinésithérapie est son application à la cure des affections du cœur.

Du cœur surmené. Tout le monde est d'accord pour reconnaître que sous l'influence des exercices, les battements du cœur augmentent de nombre et d'intensité ; mais, où les discussions commencent, c'est lorsque l'abus de ces exercices entraîne du côté de l'organe cardiaque une série d'accidents auxquels on a donné le nom de *cœur forcé*, de *cœur surmené*. Comme c'est chez le soldat que s'observent le plus ordinairement ces accidents cardiaques, à la suite des grandes manœuvres, c'est surtout les médecins militaires qui nous ont donné les documents les plus précieux sur cette action des mouvements exagérés et des fatigues sur le cœur. Je vous signalerai tout particulièrement l'étude remarquable que le docteur Couslan (1) a consacrée à ce sujet.

_____

(1) Couslan, *Des troubles fonctionnels et des affections organiques du*

En mettant de côté les ruptures valvulaires et cardiaques, qui sont toujours produites sous l'influence des efforts et en ne nous occupant que des troubles cardiaques proprement dits, on peut ramener à trois causes principales la pathogénie de ce surmenage du cœur. Les uns veulent y voir le résultat de l'hypertrophie du cœur, qui résulte elle-même du travail exagéré du muscle cardiaque ; d'autres invoquent une altération primitive des tissus et soutiennent que la myocardite ou l'altération du muscle cardiaque précède la dilatation ; d'autres enfin soutiennent que ces troubles du côté du cœur résultent de l'empoisonnement de l'organisme par les leucomaïnes produites par l'action organique des cellules. Comme l'activité de ces cellules est augmentée, ces leucomaïnes sont sécrétées en grande quantité et s'accumulent dans l'économie. Ces leucomaïnes sont des toxiques du cœur, comme l'a bien montré Gautier, et leurs effets toxiques se rapprocheraient de ceux de la muscarine. Nous reviendrons d'ailleurs tout à l'heure sur ce point lorsque je vous parlerai des effets du surmenage.

Que le cœur surmené résulte d'une simple hypertrophie du cœur ou d'une dégénérescence du muscle cardiaque ou bien soit l'effet d'un empoisonnement de l'économie, il se traduit à l'observateur par de l'arythmie, des palpitations, de l'intermittence qui constitue le premier degré de cette affection ; le second degré est caractérisé par de l'hypertrophie et de la dilatation du cœur, et le troisième par de l'asystolie et des accidents ultimes.

Sur la musculation, l'action de la gymnastique est plus directe ; les contractions musculaires développent dans le muscle des phénomènes physiques et chimiques qui augmentent les combustions organiques.

Influence sur la musculation.

Je n'ai pas à vous rappeler ici la curieuse expérience de Claude Bernard qui a démontré, en analysant le sang veineux d'un muscle en travail, que ce sang devient subitement noir et ne contient plus d'oxygène, tandis qu'au contraire le sang veineux de ce même muscle à l'état de repos renferme une quantité d'oxygène presque équivalente à celle contenue dans le sang artériel. Voici les chiffres qu'il a donnés : le sang artériel des muscles droits de la cuisse contient 9ᵍ,31 d'oxygène et pas d'acide carbonique. A l'état de repos, le sang des veines renfermait une quantité presque égale d'oxygène, 8ᵍ,21, et 2ᵍ,01 d'acide carbo-

Influence sur la combustion musculaire

cœur chez le soldat (*Arch. de méd. et de pharm. mil.*, avril 1887, p. 265).

nique. Le muscle entre en contraction et immédiatement le chiffre d'oxygène s'abaisse à 3ᵍ,31, et celui de l'acide carbonique monte à 3ᵍ,21. Ce qui montre, en résumé, qu'à l'état de repos le muscle consomme à peine d'oxygène, tandis qu'au contraire il en consomme beaucoup à l'état de contraction.

Chauveau a précisé encore davantage ce point de physiologie. Dans un travail entrepris en collaboration avec Kauffmann, sur le muscle releveur propre de la lèvre supérieure du cheval, qui, grâce à la veine unique qu'il possède, permet de recueillir tout le sang qui sort de ce muscle, il nous a donné la quantité d'oxygène comburé pour 1 gramme de tissu musculaire, pendant une minute de temps, sous l'influence du repos et du travail.

Voici ces chiffres.

ACTIVITÉ DES PHÉNOMÈNES NUTRITIFS MUSCULAIRES
RAPPORTÉS A 1 GRAMME DE TISSU MUSCULAIRE ET UNE MINUTE DE TEMPS.

	Repos.	Travail.
Irrigation sanguine moyenne.....	0ᵍ,14200000	0ᵍ,95200000
Absorption de l'oxygène.........	0 ,00000419	0 ,00014899
Excrétion de l'acide carbonique...	0 ,00000518	0 ,00025709

Ces chiffres confirment en les précisant ceux qui avaient été donnés déjà par Cl. Bernard. Ils nous montrent que, sous l'influence du travail, l'irrigation sanguine devient dix fois plus active et que l'absorption de l'oxygène suit la même proportion ainsi que l'exhalation de l'acide carbonique.

Outre cette augmentation dans la combustion, le travail développe les muscles et en augmente la fermeté; ici les preuves directes abondent. Immobilisez un membre et vous voyez immédiatement l'atrophie se produire ; exercez-le au contraire, et vous verrez ses muscles se développer. Vous pouvez voir sur un de mes élèves, M. Brugalet, le développement que peuvent prendre des muscles sous l'influence de l'exercice, et vous pouvez aussi voir, quand ce jeune homme soulève cette haltère de 40 kilogrammes, la rigidité que prend le système musculaire sous l'influence de cet effort.

Ces exercices, outre qu'ils amènent le développement de la

(1) Chauveau, *Expériences pour la détermination des coefficients de l'activité nutritive et respiratoire des muscles en repos et en travail* (Académie des sciences, séance du 15 avril 1887).

musculation, agissent encore aussi sur le système nerveux. En effet, tout mouvement musculaire coordonné exige un travail nerveux, et, sans aller jusqu'à l'affirmation de Du Bois-Reymond, qui a soutenu cette opinion bizarre, que les exercices du corps sont plutôt des exercices du système nerveux central que des exercices musculaires (1), on peut dire que la gymnastique tend à rétablir l'équilibre entre les fonctions du cerveau et celles de la moelle.

Influence sur le système nerveux.

La gymnastique agit non seulement sur la respiration, la circulation, la musculation et l'innervation, mais elle agit aussi sur les sécrétions et les excrétions.

Influence sur les sécrétions.

Tous mouvements un peu prolongés provoquent la production de la sueur, qui est une voie d'excrétion abondante d'urée et d'acide urique. On a vu, après une heure d'exercice, la sécrétion sudorale s'élever presque jusqu'à 600 grammes et même atteindre chez certains sujets 1500 grammes. C'est là, on le comprend facilement, une voie d'excrétion qui vient suppléer au travail fonctionnel du rein et que nous pouvons utiliser dans une large mesure en thérapeutique.

Je vous ai montré tout à l'heure que par l'accroissement de la circulation et de la capacité respiratoire une plus grande quantité de sang veineux subissait le contact de l'air, ce qui active les phénomènes de combustion. Je vous ai montré de plus que par les mouvements la combustion musculaire était aussi augmentée.

Cette augmentation dans les combustions musculaire et respiratoire entraîne un accroissement de chaleur, et ici nous pouvons invoquer les expériences précises de Rouhet (2) et de François Franck. Ces expérimentateurs ont démontré que les exercices musculaires augmentent la température centrale, mais que, grâce à la production de sueurs et à la plus grande quantité de sang veineux mis en contact avec l'air extérieur, qui produit une véritable sudation pulmonaire, l'équilibre tend à s'établir entre la température extérieure qui s'abaisse et la température des parties profondes qui a augmenté.

Influence sur la calorification.

De telle sorte, en résumé, que la température cutanée se main-

---

(1) Du Bois-Reymond, *Sur l'exercice* (*Revue scientifique*), 1880.

(2) Rouhet, *Recherches expérimentales sur les effets physiologiques de la gymnastique et de l'entraînement*, p. 36 et 45. Paris, 1881.

tient à son niveau habituel sans le dépasser d'une façon bien sensible. Les récentes expériences faites à cet égard par Coustan (1) sur des soldats en marche, montre bien cette faible modification de la température comparée, surtout avec l'accroissement du pouls et de la respiration.

LE PAS GYMNASTIQUE DE 150 MÈTRES AYANT DURÉ HUIT MINUTES.

	Avant le pas gymnastique.	Après le pas gymnastique.
Température..........	36°,8	37°,4
Respiration............	24	28
Pouls.................	64	110

APRÈS CINQ MINUTES DE PAS GYMNASTIQUE.

	Avant le pas gymnastique.	Après le pas gymnastique.
Température..........	37°	37°,6
Respiration............	24	32
Pouls.................	80	114

MARCHE D'UN CORPS D'ARMÉE.

	Au 8e kilomètre après l'étape.	Au 12e kilomètre.	Au 16e kilomètre.
Température....	37°,5	37°	37°,3
Respiration.....	24	28	32
Pouls..........	84	90	92

Cependant l'élévation de la température sous l'influence de l'exercice musculaire n'est pas douteuse, et pour la bien apprécier, il vous suffira, comme le conseille Scheuer (2), de recourir à l'expérience suivante : placez chez un sujet au repos dans chaque cavité axillaire un thermomètre, et attendez que les deux colonnes mercurielles soient immobilisées au même niveau. Faites exécuter à l'un des bras des mouvements volontaires ou provoquez des contractions à l'aide des courants faradiques, tandis que l'autre membre reste au repos, et vous verrez alors, au bout d'un temps fort court, le thermomètre placé dans l'aisselle où les mouvements ont été exécutés, s'élever de 0,1 à 0,3, tandis

(1) Coustan, *Des troubles fonctionnels et des affections organiques du cœur chez le soldat* (*Arch. de méd. et de pharm. mil.*, août 1887, p. 273.
(2) Scheuer, *De l'action physiologique de l'hydrothérapie*, Paris, 1885, p. 144.

que le thermomètre du côté opposé reste à la même température et ne s'élève que tardivement lorsque les exercices musculaires se sont prolongés.

Mais ce n'est là qu'une des faces de la question; l'année dernière, je vous ai montré le rôle important de la cellule dans la nutrition. Sous l'influence de la gymnastique, l'activité des fonctions cellulaires augmente et se régularise, les combustions intracellulaires s'activent, les leucomaïnes, ces poisons toxiques que la cellule organique fabrique constamment, augmentent en quantité et s'éliminent plus activement, et de cet ensemble général il résulte que les graisses se comburent, que les fonctions cellulaires se régularisent, que l'équilibre se fait entre les cellules de la moelle et celles du cerveau, qu'en un mot la nutrition générale s'accroît. *Influence sur la nutrition.*

Les fonctions digestives ne restent pas inactives dans ce grand mouvement nutritif, et elles sont ici influencées de deux façons, d'une part, par les contractions du diaphragme et des muscles abdominaux qui activent la circulation abdominale et hépatique et d'une façon indirecte par l'augmentation des combustions, et c'est chose banale de dire que les mouvements augmentent l'appétit; aussi Chomel a-t-il pu affirmer avec raison qu'on digérait plus avec ses jambes qu'avec son estomac. *Influence sur les fonctions digestives.*

Cette action générale sur la nutrition se traduit par des signes palpables, et cela même chez les hommes adultes : augmentation de la force musculaire et augmentation du poids. Dans un tableau que vous trouverez dans le travail de Chassagne et Dally, et que je mets sous vos yeux, vous pouvez juger de l'augmentation de la force traduite en kilogrammes chez les élèves militaires de Joinville-le-Pont :

	Augmentation en kilogrammes.	Proportion pr 100 des élèves.
Force de soulèvement................	28,00	86
Force de flexion de l'avant-bras sur le bras............................	3,14	63
Force de flexion des doigts sur la paume.	9,75	81
Force du bras étendu................	2,41	74
Force du port des fardeaux..........	11,52	66
Force de progression ou de traction...	9,81	65
Force de détente du triceps ou cou-de-pied............................	10,08	75

Quant à l'augmentation du poids, elle est loin d'être constante sous l'influence des exercices gymnastiques. Ainsi, sur ces mêmes élèves gymnastes, 34 seulement pour 100, au bout de six mois de gymnastique, avaient augmenté en moyenne de 1ᵏ,14; les 66 autres pour 100 étaient restés stationnaires ou avaient perdu du poids, et ceci demande une explication.

La gymnastique, en comburant les graisses, en augmentant les combustions, en activant la nutrition cellulaire, est un puissant moyen d'amaigrissement que nous mettons en jeu dans le traitement de l'obésité; donc, chez les individus adipeux, la gymnastique aura cet effet de les amaigrir et de leur faire perdre de leur poids tout en augmentant leur musculature et leur force musculaire.

Chez les personnes qui ne possèdent pas de graisse accumulée dans le système cellulaire, les exercices corporels, au contraire, auront cet effet, en augmentant leurs muscles, d'augmenter leur poids; mais pour obtenir ces effets il ne faut pas pousser trop loin les exercices corporels, car si on les exagère on voit l'individu maigrir, s'affaiblir et offrir tous les symptômes que l'on décrit sous le nom de *surmenage*.

Le surmenage a été bien étudié chez les animaux, et en particulier chez les chevaux. Lorsqu'on soumet ces animaux à des travaux excessifs, on les voit maigrir et s'affaiblir, malgré une alimentation excessive, et ils deviennent la proie facile des épizooties. Il en est de même chez l'homme; les exercices gymnastiques poussés trop loin l'affaiblissent et en font un terrain favorable au développement de la tuberculose.

Ce que je vous dis là, messieurs, est connu de toute antiquité, et Hippocrate lui-même, tout en reconnaissant l'utilité des exercices corporels, s'élevait contre leur exagération; il montrait que les athlètes en particulier résistaient difficilement aux fatigues de la guerre et étaient atteints, plus que d'autres, par les maladies, en un mot qu'ils faisaient de piètres soldats.

Mais cette question du surmenage a pris une face nouvelle depuis que nous connaissons mieux les leucomaïnes et leurs effets toxiques. Peter nous a montré que, sous l'influence du surmenage, il se faisait une auto-infection et une auto-typhisation, qui résulte de l'accumulation dans l'économie des produits toxiques, résultat d'un travail cellulaire exagéré.

Si vous voulez bien vous reporter à ce que je vous ai dit à propos du cœur surmené, nous pouvons dire, avec Couslan, que la maladie résultant des fatigues exagérées, la *ponose* comme Revilliod l'appelle, se présente sous deux formes, la forme typhoïde et la forme cardiaque, la première est la forme sidérante, celle que l'on voit se produire dans l'armée pendant des marches forcées, la seconde est une forme plus lente, à périodes successives et dont le type le plus complet est le cœur surmené.

Mais si pour l'âge adulte la gymnastique poussée trop loin a des inconvénients, dans l'enfance, au contraire, les exercices corporels n'ont que des avantages. Dans cette période de la vie, l'enfant, véritable cire molle, conservera l'empreinte qui a été faite à son éducation corporelle. En favorisant ces exercices, vous développez son squelette, sa musculature, vous augmentez la capacité de sa poitrine, vous activez sa circulation, vous équilibrez les fonctions de son système nerveux, vous favorisez sa nutrition, en un mot vous en faites un homme. Aussi l'accord est unanime pour faire entrer la gymnastique de plus en plus dans l'éducation de nos garçons et de nos filles. Mais c'est là un point déjà acquis depuis longtemps et sur lequel je ne reviendrai pas, et je vais passer maintenant à l'étude des méthodes mises en pratique par la gymnastique; c'est ce que je ferai dans la prochaine leçon.

TROISIÈME CONFÉRENCE

MÉTHODES DE LA KINÉSITHÉRAPIE.

Messieurs,

Nous avons vu, dans la précédente leçon, les effets physiologiques que l'on pouvait tirer de l'exercice et des mouvements, il nous faut maintenant utiliser ces effets physiologiques pour la cure des maladies, mais avant d'aborder ce point, de beaucoup le plus intéressant du sujet qui nous occupe, il me paraît nécessaire de vous expliquer le plus brièvement possible les procédés que vous pouvez mettre en œuvre pour obtenir ces effets physiologiques, c'est-à-dire de vous exposer les méthodes de gymnastique.

Lorsqu'on embrasse d'un coup d'œil général les méthodes de gymnastique, on voit qu'elles peuvent se grouper en trois grandes classes : les unes se font sans appareils ; les autres se font avec l'aide actif d'un maître exerçant d'une façon directe et effective son action sur le malade, c'est la gymnastique suédoise ; enfin, les troisièmes emploient des appareils, soit fixes, soit libres, soit animés de mouvements automatiques. *Division de la gymnastique.*

La gymnastique sans appareils se divise en deux grands groupes, la gymnastique d'assouplissement, dite gymnastique de chambre, et la gymnastique comprenant les exercices naturels, tels que les attitudes, la marche, le saut, etc. *Gymnastique sans appareils.*

La gymnastique de chambre ou d'assouplissement est une des plus utiles à la thérapeutique. Elle consiste à faire exécuter, aux différentes parties du corps et aux membres, des mouvements nombreux, mouvements qui peuvent présenter une extrême variété et que l'on peut combiner de mille façons. Vous trouverez dans tous les manuels de gymnastique et en particulier dans le manuel officiel publié par les soins du ministère de l'instruction *Gymnastique d'assouplissement.*

publique, la description de tous ces mouvements qui constituent la gymnastique élémentaire et qui comprennent les mouvements d'assouplissement de la tête, du tronc, des bras, des jambes et enfin à la fois des bras et des jambes.

Schreyber a beaucoup insisté sur cette gymnastique et son œuvre a eu un très grand retentissement en Allemagne, où son traité de gymnastique de chambre médicale et hygiénique a eu plus de quinze éditions. Dans la méthode de Schreyber, on fait surtout exécuter à la tête et aux membres des mouvements de circumduction plus ou moins rapides. On a soutenu que ces exercices, tout en donnant de bons résultats, ne pouvaient se substituer à la gymnastique proprement dite, parce que dans ces mouvements d'assouplissement, l'individu n'ayant à vaincre aucune résistance, ces exercices n'exigeaient aucun travail. Je ne puis accepter absolument cette manière de voir, tout mouvement exige un travail musculaire, et l'on comprend que, par ces mouvements d'assouplissement, on puisse mettre en jeu presque tous les groupes musculaires de l'économie. De plus, cette gymnastique d'assouplissement présente cet immense avantage qu'elle peut être exécutée en tous lieux, dans la chambre même du malade, presque sans professeur et sur de simples indications fournies par le médecin.

Exercices naturels.

Avant d'aborder l'étude très rapide des exercices naturels, tels que la marche, le saut, je vous dois une définition des mots *position* et *attitude*. La position est compatible avec un certain relâchement musculaire, tandis qu'au contraire l'attitude réclame toujours une certaine activité musculaire. Ainsi la station debout est une attitude, tandis que la session, c'est-à-dire la position assise ou le décubitus, est une position. Tout mouvement gymnastique, pour être bien déterminé, suppose une attitude initiale et une attitude terminale.

De la marche.

La marche est un des exercices gymnastiques les plus utiles. Marey nous a donné, dans ses belles études faites à la station physiologique du Parc des Princes, des indications fort précieuses sur certains points de la marche. Il nous a montré que la vitesse de l'allure augmentait à mesure que l'on diminuait la hauteur du talon des chaussures. Il nous a montré aussi que lorsque la semelle dépasse d'une certaine quantité le pied, le pas s'allonge, et l'on a fixé à 15 millimètres cette quantité dont la semelle doit dépasser le gros orteil. Il nous a montré enfin

que le rythme de 60 à 80 pas par minute augmentait la longueur de ces pas.

Pour l'infanterie, ce rythme est cependant plus élevé dans le
pas accéléré, puisqu'il est de 115 pas à la minute. On a même
prétendu qu'un homme pouvait. franchir 8 kilomètres 450 mètres à l'heure. Ce chiffre me paraît exagéré et je me rappro-
cherai beaucoup plus de celui qui est fourni par Michel Lévy,
qui a soutenu qu'un homme adulte et en bonne santé doit pouvoir parcourir 90 mètres par minute, ce qui fait 5 kilomètres
400 mètres à l'heure, et cet homme doit pouvoir maintenir cette
allure pendant six heures.

Dans l'antiquité, on a signalé des faits de marche véritablement
extraordinaires, mais de nos jours encore ces faits se renouvel-
lent. Nous ne pouvons qu'applaudir à la tendance qui pousse
aujourd'hui la jeunesse à se livrer aux exercices de la marche et
à entrer dans les sociétés de gymnastique et de marche qui se
multiplient chaque jour. Il y a peu de jours, le samedi 24 avril,
un des membres de cette société, Gilbert, parcourait la distance
de Paris au Mans, qui est de 217 kilomètres, en 35 heures
25 minutes, de manière à faire plus de 6 kilomètres à l'heure,
pendant 35 heures.

Pour la course, on distingue trois rythmes, selon la quantité _De la course._
de pas faits par minute. Dans la course modérée, on en compte
140 ; dans la course rapide, 200 ; et enfin, dans la course de
vélocité, 240. Lorsque vous ferez exécuter des exercices de course
à vos malades, n'oubliez jamais qu'il faut que ces exercices soient
intercalés entre deux marches, l'une initiale, l'autre terminale.

Rien à vous dire de particulier sur le saut, ni sur la danse,
et j'arrive maintenant à la seconde division des exercices
gymnastiques en général, je veux parler de ceux qui se font avec
l'aide actif d'un maître et qui constituent la gymnastique suédoise.

La gymnastique suédoise consiste à provoquer la contraction _Gymnastique_
volontaire de certains muscles, tandis qu'on leur oppose avec la _suédoise._
main une résistance graduée. Ici, la gymnastique est pour ainsi
dire double, c'est-à-dire qu'elle nécessite à côté du sujet en expérience la présence d'un professeur, qui guide les mouvements
que l'on fait exécuter ou s'y oppose. Méding (1) a divisé ces mou-

(1) Méding, _Sur la gymnastique médicale suédoise_, Paris, 1882.

vements en mouvements semi-passifs et en mouvements semi-actifs. Dans les premiers, ces mouvements s'exécutent avec résistance de la part du sujet; dans les seconds, avec résistance de la part du gymnaste.

On comprend facilement comment, en combinant de mille manières ces mouvements doubles et synergiques, on puisse arriver à développer tous les groupes musculaires de l'économie, mais on comprend aussi comment cette méthode est d'une généralisation difficile, puisqu'elle réclame un professeur par élève. Elle a donc été abandonnée, du moins en France, comme méthode générale, mais en revanche, elle est devenue une des applications les plus heureuses de la gymnastique médicale, puisqu'elle permet de limiter l'action gymnastique à un groupe musculaire spécial, et Schenström, (1) qui a été le propagateur de la méthode de Ling à Paris, a montré tous les avantages que l'on pouvait tirer de la gymnastique suédoise dans le traitement d'un grand nombre d'affections.

Gymnastique avec appareils. — La gymnastique avec appareils comprend un grand nombre de variétés. Vous n'attendez pas de moi une description complète de toutes ces variétés de gymnastique. Je vous renverrai à ce sujet aux traités spéciaux et en particulier aux travaux de Georges Demeny (2), qui, dans un cours théorique sur l'éducation physique, a étudié et surtout discuté la valeur des différentes gymnastiques avec appareils. Tantôt ces appareils sont fixes, tantôt ils sont mobiles, tantôt ils sont élastiques, tantôt, au contraire, ils sont mus automatiquement. En tête de cette gymnastique avec appareils, je placerai la gymnastique dite *de l'opposant* dont vous pouvez voir dans nos salles de nombreuses applications. C'est Pichery qui en est le créateur.

Gymnastique de l'opposant. — Frappé des avantages que procure la méthode de Ling, Pichery (3) a voulu rendre cette méthode applicable à tous en substituant, au professeur qui s'oppose aux mouvements, des chaînes élastiques composées de ressorts à boudins qui tendent à ramener les membres, qui y sont appliqués, à leur po-

---

(1) Schenström, *Réflexions sur les exercices physiques et les mouvements corporels*. Paris, 1880.

(2) Demeny, *Résumé de cours théoriques sur l'éducation physique*, 1880-1886. Cercle de gymnastique rationnelle.

(3) Pichery, *Gymnastique de l'opposant*. Paris, 1870; — *Education du corps, manuel de gymnastique hygiénique et médicale*.

sition primitive. On comprend facilement que l'on puisse varier les différentes tractions à exécuter sur les chaînes élastiques de manière à faire mettre en jeu presque tous les groupes musculaires.

Cette gymnastique de l'opposant a ce grand avantage d'occuper peu de place et de pouvoir être mise dans toute espèce de chambre. Elle peut même, comme vous pouvez le voir ici, être appliquée au lit même du sujet, de manière à permettre aux malades qui ne peuvent se lever d'exécuter des mouvements

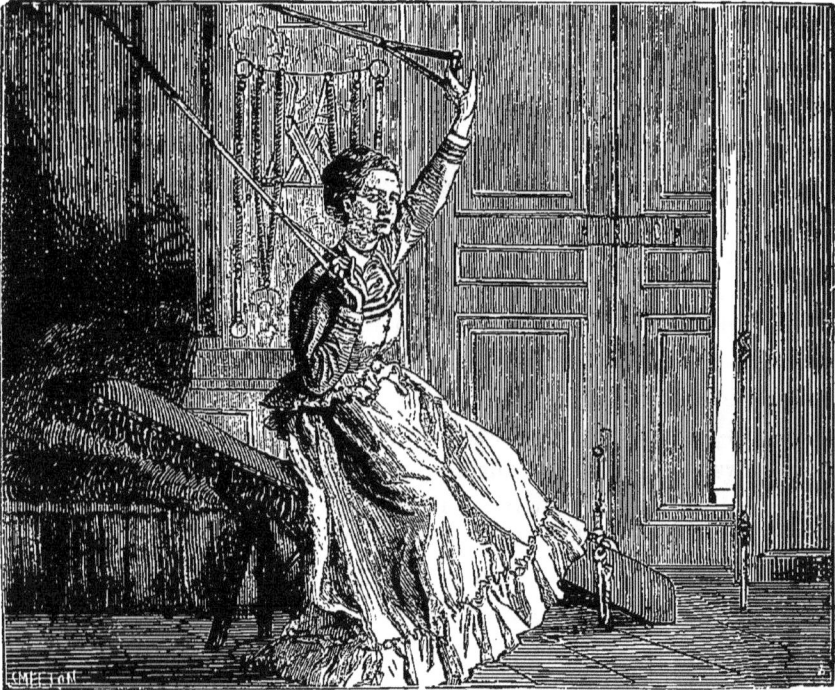

Fig. 1.

des différents membres. Enfin, cette gymnastique permet aussi de régler l'effort que peut faire chaque malade.

La gymnastique de l'opposant est donc une excellente gymnastique médicale, qui, si elle n'a pas la rigueur de la gymnastique suédoise proprement dite, présente sur cette dernière cet énorme avantage, qu'elle ne nécessite pas la présence d'un professeur pour chaque malade et qu'elle peut, dans certaines circonstances, être exécutée en grand, comme vous pouvez le voir dans l'application que j'ai faite de cette gymnastique à notre salle de femmes. La gravure ci-dessus vous montre une des applications de cette gymnastique de l'opposant dont, d'ailleurs, on peut varier les positions à l'infini.

Les appareils gymnastiques à contrepoids sont très analogues, il faut le reconnaître, à ceux de la gymnastique des opposants. Triat a fait construire par Burlot une armoire fort ingénieuse, qui renferme une série de contrepoids que l'on met en mouvement à l'aide de cordes munies de manettes, et l'on peut, par la disposition de l'appareil, exercer les différentes parties du corps. Cet appareil, très utile dans la gymnastique de chambre, présente cet inconvénient, qu'il est d'un certain volume et d'un prix assez élevé.

Gymnastique avec appareils. Vous n'attendez pas de moi la description de tous les appareils, agrès et instruments utilisés en gymnastique, vous la trouverez dans les traités techniques de gymnastique. Les instruments se composent de bâtons, d'haltères, de massues, etc.; les agrès d'anneaux, de trapèzes de toute espèce, enfin les appareils fixes comprennent les barres fixes, les barres parallèles, les chevaux de bois, les poutres, etc., etc. On a multiplié beaucoup ces appareils, de manière à varier les exercices et à en augmenter ainsi l'attrait ; vous pouvez voir d'ailleurs dans nos grands gymnases de Paris, l'immense variété de tous ces appareils.

Gymnastique mécanique de Zander. Enfin, on a même créé de véritables mécaniques mises en mouvement par la vapeur et qui constituent une gymnastique spéciale, la gymnastique mécanique, dont on doit la création au docteur Zander, de Stockholm. Plusieurs de vous ont pu voir, il y a quelques années, dans une exposition qui eut lieu en 1879, au palais de l'Industrie, un grand nombre de ces appareils. On institua même un gymnase spécial basé sur cette méthode, rue de la Chaussée-d'Antin, mais le peu de goût que nous avons pour les exercices gymnastiques, a fait fermer cet établissement.

Zander, dans sa méthode, avait pris pour point de départ la gymnastique suédoise, mais il remplaçait le professeur par des appareils automatiques doués de mouvements variables. Les uns soulèvent les genoux, d'autres donnent un mouvement de rotation à l'épaule, d'autres, beaucoup plus compliqués, permettent d'assouplir la taille. En un mot, on a multiplié les mouvements et les appareils de manière à les appliquer à tous les exercices corporels et à produire soit des mouvements actifs, soit des mouvements passifs.

Cette gymnastique, qui a demandé à l'auteur des travaux considérables et une grande ingéniosité, s'applique surtout à la cure des maladies, et à Stockholm, où elle est très en vogue, des milliers de malades viennent chaque année chercher la guérison dans le bel établissement que Zander y a fondé.

Vous verrez, par la suite de cette leçon, qu'on applique cette gymnastique mécanique, au traitement des maladies du cœur, et Zander, Nycander et un grand nombre de médecins allemands et suédois affirment guérir ces affections par cette gymnastique, pourvu qu'elles soient à leur période initiale. Nous aurons à nous expliquer plus loin sur ce point.

Jusqu'ici, nous avons considéré la gymnastique comme appliquée isolément à la cure des maladies ou au développement du corps, mais on l'associe le plus ordinairement à d'autres moyens hygiéniques, tels que le massage, l'hydrothérapie, la balnéothérapie et enfin l'hygiène alimentaire. L'ensemble de tous ces moyens, lorsqu'ils sont dirigés dans un but spécial porte le nom d'*entraînement,* et de même que nous voyons en zootechnie l'homme, par l'ensemble de tous ces moyens appliqués à la race équine, créer des variétés d'animaux propres à tel ou tel usage, et en particulier aux courses à grande vitesse, de même aussi nous pouvons, par ce même entraînement, mettre des individus dans les meilleures conditions possible pour atteindre tel ou tel but. De là les préceptes de l'entraînement pour le boxeur, pour le pugiliste, que Bouchardat (1) a si bien étudié, de là les règles de l'entraînement pour les divers exercices du sport, courses à pied et à cheval, steeple-chase, courses à la rame, etc.

De
l'entraînement

L'entraînement, qui, chez les chevaux, comme l'a dit Sanson, n'est que l'application graduelle de la gymnastique dans le sens le plus ancien et le plus connu du mot, comprend chez l'homme, outre l'emploi d'exercices gymnastiques gradués, une série de moyens que Bouchardat a classés sous les sept titres suivants : 1° Évacuants ; 2° Alimentation ; 3° Soins de la peau ; 4° Air pur ; 5° Influence morale ; 6° Abstinence vénérienne ; 7° Tempérance.

Préceptes
de
l'entraînement

Le but que l'on veut atteindre en mettant en usage tous ces moyens hygiéniques et thérapeutiques est le suivant : éliminer les liquides et les solides viciés ou inutiles à l'harmonie des fonc-

---

(1) Bouchardat, *De l'entraînement du pugiliste*, 1861.

tions, imprimer une activité nouvelle à la nutrition, enfin favo-
riser le développement des organes dans un but donné. Examinons rapidement ces différents points.

Des purgatifs. Pour les purgatifs, tous les entraîneurs les font entrer dans
leur méthode. Bouchardat s'élève contre cette pratique et conseille
de supprimer les drogues de cet ensemble de moyens hygiéniques. Vous verrez que lorsque nous aurons à appliquer l'entraînement à la cure de certaines affections et en particulier de
l'obésité, il nous faudra avoir recours à ce moyen qui a d'ailleurs sa raison d'être. Rappelez-vous, en effet, ce que je vous
disais dans ma première leçon à propos des effets physiologiques
des exercices. Je vous ai montré que ces exercices augmentaient
la production des leucomaïnes, et comme les voies les plus importantes d'élimination de ces agents toxiques sont l'intestin et
le rein, l'on comprend qu'il y ait utilité à faire fonctionner l'un
et l'autre de ces émonctoires ; les purgatifs remplissent l'une de
ces indications.

De l'alimentation. Pour l'alimentation, les entraîneurs recommandent de boire
peu, ils conseillent en un mot la diète sèche, diète que je vous ai
exposée longuement dans mes conférences de l'année dernière (1).
Leur but est de diminuer autant que possible le poids de la masse
intestinale qui est un poids mort et inutile. Chez le cheval de
course, cette méthode alimentaire qui consiste à administrer des
aliments azotés sur un petit volume et peu de boisson, a pour effet
de leur donner le ventre en levrette qui les caractérise. Les entraîneurs recommandent donc chez l'homme l'usage des viandes
noires, comme le bœuf, le mouton et le gibier, ils suppriment les
viandes blanches, les féculents et les graisses. Bouchardat ne
comprend pas cette dernière proscription, et s'il approuve dans
l'hygiène alimentaire de l'entraînement le rejet des substances
féculentes, il condamne celui des substances grasses, qui lui paraissent nécessaires.

Des soins de la peau. Les soins de la peau jouent un rôle considérable dans l'entraînement, soit de l'homme, soit des animaux ; pour ces der-
niers, le pansage, d'après Sanson, aurait une action toute
spéciale ; il favoriserait par action réflexe la circulation vaso-
motrice des différents viscères ; aussi faut-il voir avec quelle
minutie et quelle patience on pratique le bouchonnage et l'étril-

(1) Dujardin-Beaumetz, *De l'hygiène alimentaire* (Leçon sur le traitement de l'obésité).

Hygiène Thérapeutique.

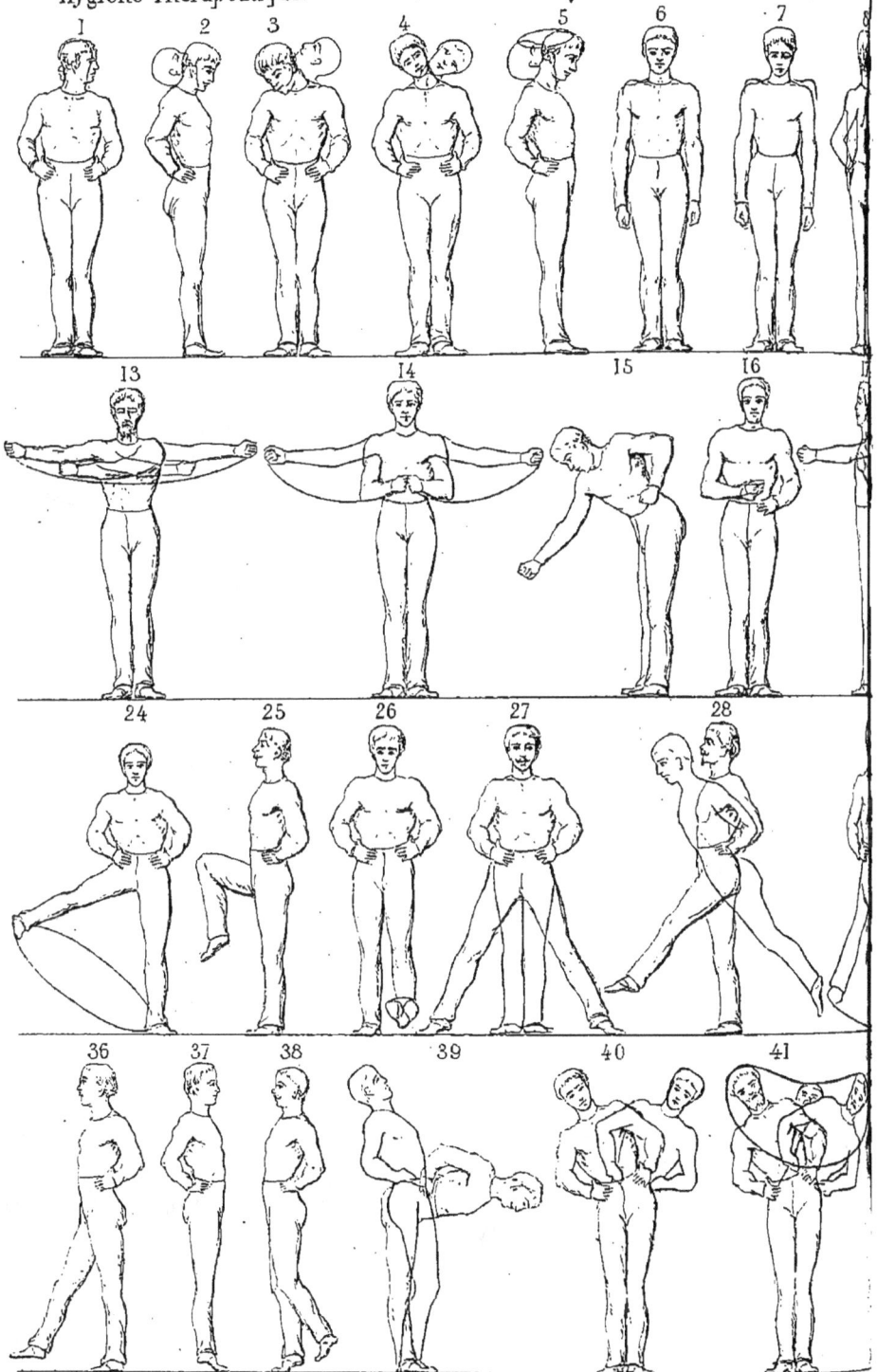

SEMENT ET MASSAGE.

par le Dr Dujardin Beaumetz.

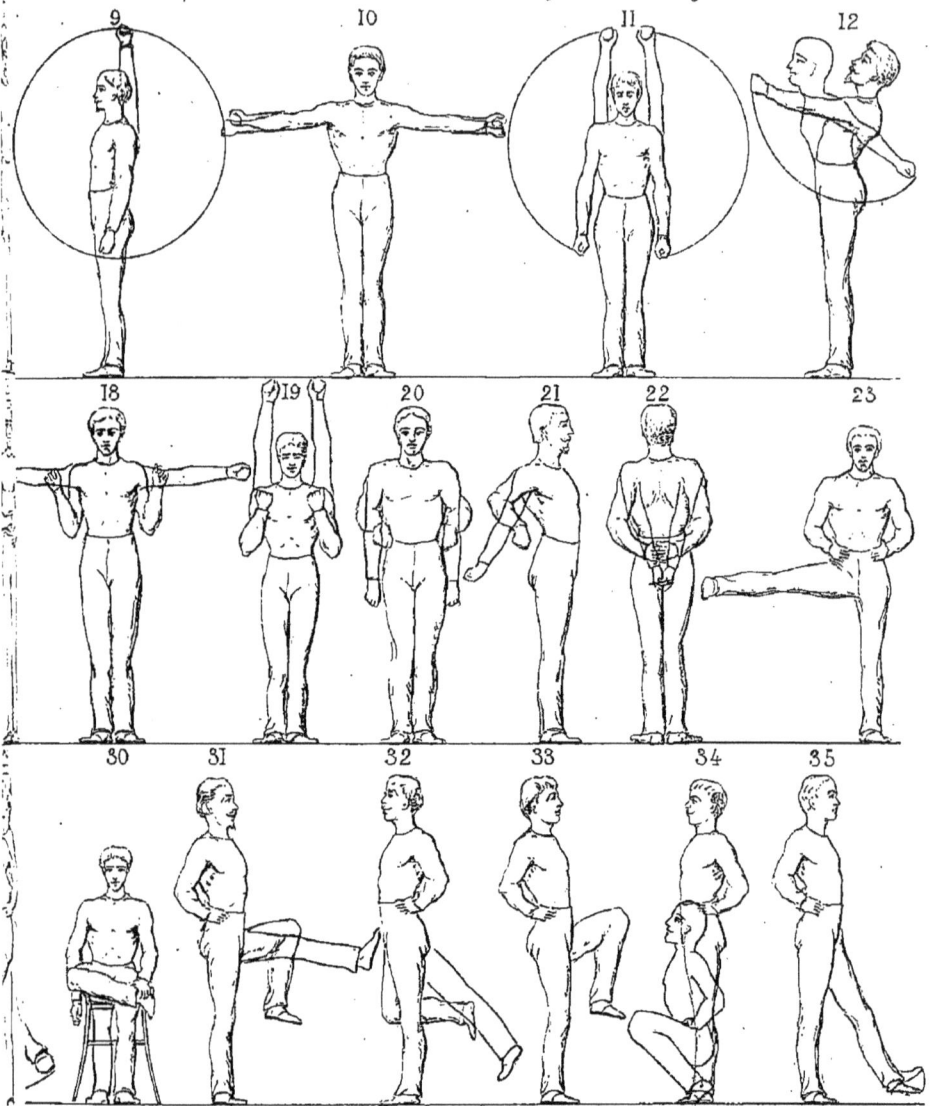

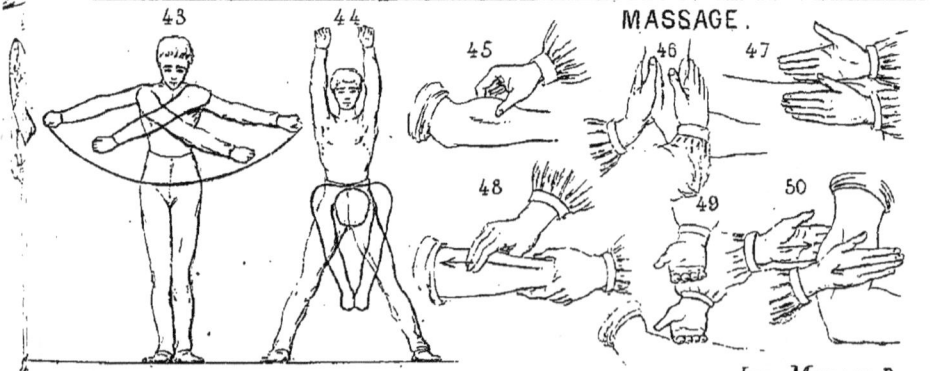

MASSAGE.

Imp. Monrocq Paris.

lage des chevaux de course. Chez l'homme, les mêmes pratiques doivent être mises en usage, et il convient, après les sudations que supporte le patient, de le soumettre à des frictions énergiques avec des brosses de crin et de flanelle, véritable bouchonnage, et de faire suivre ces frictions d'un massage avec la main enduite d'un corps gras, tel que la vaseline.

Il est bien entendu que l'hydrothérapie joue un rôle considérable dans les moyens mis en usage pour faire fonctionner activement la peau. J'y reviendrai dans la leçon que je me propose de consacrer à cet agent de l'hygiène thérapeutique.

Nous n'avons rien à dire à propos de l'air pur, qui est un élément adjuvant fort utile, puisqu'il facilite les combustions de l'économie, ni sur les influences morales qui dépriment toujours l'organisme lorsqu'elles sont trop vives, ni sur les abus vénériens qui jouent le même rôle, ni sur la tempérance, qui malheureusement est la partie de cet entraînement qui est le moins bien observé chez nos voisins, et nous voyons en effet trop souvent les jockeys anglais et les boxeurs se livrer aux excès alcooliques.

Telles sont les phases de l'entraînement ; vous verrez que ces préceptes appliqués à la cure d'un grand nombre de maladies, et en premier lieu à celles de la polysarcie et du diabète, donnent des résultats bien remarquables.

Vous trouverez dans le tableau ci-joint la description graphique de la plupart des mouvements d'accomplissement conseillés par Schreber. Il nous suffira de jeter un coup d'œil sur cette planche pour que vous puissiez à votre tour faire exécuter à vos malades les mouvements d'assouplissement qui sont appelés à vous rendre de grands services près de vos patients petits et grands, et qui constituent, avec la gymnastique de l'opposant, les méthodes que le médecin peut lui-même appliquer et faire exécuter dans la chambre même du malade.

J'en ai fini avec la description des grandes méthodes de gymnastique, et je passe maintenant à l'application de toutes ces méthodes à la cure des maladies ; c'est ce que je ferai dans la prochaine leçon.

QUATRIÈME CONFÉRENCE

APPLICATIONS DE LA KINÉSITHÉRAPIE.

Messieurs,

Dans la dernière leçon, je vous ai décrit les grandes méthodes de gymnastique et je passe maintenant à l'étude des applications de ces méthodes à la cure des maladies. Nous suivrons, si vous le voulez bien, dans l'étude de ces applications, l'ordre que j'ai adopté lorsque je vous ai parlé des phénomènes physiologiques que développent les exercices et les mouvements.

Nous avons vu que la gymnastique modifiait la respiration, la circulation, la musculation, l'innervation, la digestion et enfin la nutrition. Nous allons maintenant, dans les différentes maladies des systèmes et des appareils qui servent à accomplir ces fonctions, énumérer les bénéfices que l'on peut tirer de l'application méthodique de la gymnastique.

La respiration joue un rôle prépondérant dans la gymnastique, et Dally a pu dire dès 1859 que cette respiration était le pivot de tout exercice gymnastique. On a même créé un ensemble d'exercices auxquels on a donné le nom de gymnastique respiratoire.

Dally veut que l'on inspire par le nez et que l'on expire par la bouche. Guye (d'Amsterdam) soutient que l'on doit faire les deux temps de respiration par le nez, jamais par la bouche. Il considère la respiration par la bouche comme extrêmement nuisible et adopte le dicton du célèbre voyageur américain Catlin, ainsi formulé : « Si tu fermes la bouche, tu sauveras ta vie. » Guye veut même que l'on habitue, dès l'enfance, les enfants à ne respirer que par le nez en leur fermant la bouche soit avec la main, soit avec une mentonnière spéciale, comme le conseille Delstanche (de Bruxelles).

Gymnastique respiratoire.

Cette pratique montre qu'il n'y a rien de nouveau sous le soleil, puisqu'elle nous met en souvenir le procédé de Démosthène plaçant des cailloux dans sa bouche et marchant avec rapidité, il appliquait ainsi les moyens préconisés de nos jours par Guye et par Delstanche. Les corps étrangers dans la bouche interdisent la respiration par la cavité buccale et obligent à respirer par le nez. Démosthène, en agissant ainsi, ne perfectionnait pas sa parole, mais augmentait sa capacité respiratoire et apprenait à respirer, ce qui constitue, pour l'orateur comme pour le chanteur, un des points les plus importants dans l'art de la parole comme dans celui du chant.

Nous avons vu, dans la leçon précédente, que dans les méthodes de gymnastique on faisait entrer le chant et que le plus grand nombre des professeurs de gymnastique insistaient sur la nécessité qu'il y avait à ce que les élèves chantassent pendant qu'ils exécutaient des exercices ; c'est là de la gymnastique respiratoire. Mais Dally (1), dans un travail spécial sur l'exercice méthodique de la respiration, a perfectionné cette pratique primitive en décrivant spécialement les divers mouvements applicables à cette gymnastique respiratoire. Ces exercices sont au nombre de quatre.

Dans le premier exercice, Dally veut que le patient étant placé dans l'attitude verticale en s'appliquant contre un plan vertical, puis, les deux bras et les deux mains étant fortement tendus horizontalement en avant, exécute les mouvements suivants : écarter lentement les doigts en même temps que l'on penche la poitrine en avant, rester dans cette position trente secondes, faire une inspiration nasale profonde et revenir à la position initiale, puis expiration profonde ; recommencer cet exercice six fois de suite.

Dans le second exercice, les bras étant abaissés le long du corps, les élever en avant, les doigts bien tendus, très lentement, dans la verticale, paume en dessous, puis en avant, inspiration profonde. Descendre lentement sur les côtés du corps, paumes en dessus.

Dans le troisième exercice, exécuter avec les bras des *doubles*

(1) Dally, *De l'exercice méthodique de la respiration dans ses rapports avec la conformation gymnastique et la santé en général (Bull. de thér.,* 1881, t. CI, p. 197).

cercles latéraux, d'arrière en avant, de bas en haut, aussi larges que possible, en ayant soin de pencher le corps en avant chaque fois que les bras sont rejetés en arrière et de ne jamais creuser les reins. Le mouvement doit se passer presque entièrement dans les articulations scapulo-humérales. Inspiration chaque fois qu'on élève les bras, expiration quand on les abaisse.

Dans le quatrième exercice, flexion alternative du tronc, les bras étant en croix.

Mais il est un exercice beaucoup plus simple qui vous rendra beaucoup de services au point de vue de la gymnastique respiratoire, c'est de faire compter le malade à haute voix aussi loin qu'il peut le faire sans reprendre haleine. Bien entendu, avant de commencer à compter, le malade devra faire une inspiration nasale profonde. On peut même, à l'aide de ce procédé, calculer la capacité respiratoire du poumon ; pour la capacité thoracique moyenne, le malade doit aller ainsi jusqu'au chiffre de 50 à 60.

Je n'ai pas ici à vous décrire les différents types de respiration ; il y a, comme vous le savez, trois types : le type *abdominal* dû à l'abaissement du diaphragme, le second type est le type *costo-inférieur* produit par l'élévation des côtes inférieures qui projettent en avant l'appendice xiphoïde ; enfin le dernier type, dit *costo-supérieur* ou *claviculaire*, est dû à l'élévation de la clavicule. D'après Dally, la plus grande quantité d'air qui pénétrerait dans le poumon serait obtenue par l'inspiration nasale costo-supérieure ; il veut aussi que dans ce mouvement de respiration on contracte la paroi abdominale.

Cette gymnastique respiratoire vous rendra de grands services dans toutes les maladies où il vous faut augmenter la capacité pulmonaire. A leur tête il faut placer la pleurésie ou plutôt les suites de la pleurésie ; les adhérences pleurales consécutives aux épanchements diminuent le thorax du côté atteint, et cela à tel point que le malade porte des traces indélébiles de la présence de cet épanchement. Par la gymnastique respiratoire, en faisant compter à haute voix le malade, vous arriverez à faire disparaître cette véritable difformité thoracique. *(Applications de la gymnastique respiratoire.)* *(Pleurésie.)*

L'empyème a les mêmes conséquences, et ici les exercices respiratoires vous rendront le même service ; pour ma part, j'y ai toujours recours. Grâce à elle, vous rompez les adhérences pleurales qui fixaient le moignon pulmonaire à la colonne vertébrale, et vous aidez dans une grande mesure le *(Empyème.)*

rapprochement des parois costales avec le poumon et la production des adhérences curatives qui doivent s'établir entre ces deux surfaces.

Dans l'emphysème pulmonaire, où, par suite du résidu respiratoire, le malade voit sa capacité pulmonaire diminuer de jour en jour, vous pouvez lutter avec avantage par la gymnastique respiratoire contre ces inconvénients. Comme l'a bien montré Bazile Féris, ici l'expiration est surtout affaiblie ; aussi avait-il proposé de suppléer à cette insuffisance par un respirateur élastique que j'ai déjà décrit dans mes *Nouvelles Médications* (1). La gymnastique respiratoire en augmentant la puissance de l'expiration arrivera aux mêmes résultats.

Jusque dans ces dernières années, tous les auteurs qui ont écrit sur la gymnastique ont insisté sur l'application de la kinésithérapie au traitement prophylactique de la phthisie pulmonaire, avant que toute lésion ait apparu du côté du thorax. On se fondait pour soutenir les avantages de cette médication surtout sur les points suivants :

D'abord sur l'étroitesse de la poitrine chez les personnes prédisposées à la tuberculose. Fourmantin, dans sa thèse sur les déformations du thorax, a montré en effet que l'indice thoracique chez les tuberculeux était toujours très élevé et variait entre 133 à 152, tandis qu'au contraire, à l'état normal, il devait être toujours au-dessous de 128; de plus, il est de règle, au point de vue clinique, de considérer l'étroitesse de la poitrine comme une condition qui favorise le développement de la tuberculose.

On a constaté en outre que chez les tuberculeux, non-seulement il y avait étroitesse de la poitrine, mais atrophie des muscles inspirateurs. Un de mes meilleurs élèves, le docteur Stackler, a montré, dans des recherches faites dans mon service, que la contractilité était toujours diminuée dans les muscles pectoraux correspondant au côté du thorax le plus atteint. On comprend facilement comment les exercices gymnastiques permettent de remédier à cette atrophie musculaire et à cette étroitesse de la poitrine, puisque, comme nous l'avons démontré, ces exercices ont pour effet d'accroître la force musculaire et d'augmenter la capacité respiratoire.

Burq a rendu évidente par des chiffres l'influence favorable de

Emphysème pulmonaire.

Traitement prophylactique de la phthisie.

(1) Dujardin-Beaumetz, *Des nouvelles médications*, 2º édition, p. 82.

cette gymnastique respiratoire sur la tuberculose en montrant que les personnes qui exercent leurs poumons sont moins disposées à la phthisie que les autres. C'est ainsi que sur une statistique portant sur une période de vingt-six ans, Burq a fait voir que les musiciens de la garnison de Paris et de Versailles fournissaient trois fois moins de phthisiques que les autres soldats.

Enfin, toujours pour parler des travaux les plus récents, Lagneau, dans ses communications successives sur les mesures d'hygiène propres à diminuer la fréquence de la phthisie, montre l'influence de la sédentarité sur la diminution du fonctionnement des organes respiratoires, ce qui pour lui est une condition qui permet le développement de la tuberculose.

Toutes ces données, émises avant la découverte de Koch, sont-elles aujourd'hui encore exactes? Je le crois, la question du terrain reste, en effet, toujours dominante, et si tous nous sommes exposés aux bacilles et si nous résistons, c'est parce que notre organisme lutte avec avantage contre les circonstances qui tendent à le détruire. La gymnastique est un des plus utiles agents pour maintenir nos forces dans un équilibre parfait ; aussi, vue par ce côté étroit de la question, la gymnastique est encore appelée à rendre des services dans la tuberculose.

Il y a plus; nous trouvons même dans cette découverte du bacille tuberculeux un point d'appui pour affirmer l'utilité de ces exercices corporels. Vous savez, en effet, qu'en se basant sur ces données on réunit aujourd'hui la scrofule à la tuberculose, et si la clinique trouve encore entre ces deux maladies des différences tranchées, l'anatomie pathologique et la bactériologie sont unanimes pour les confondre dans une seule et même diathèse. Eh bien ! pour la scrofule, la gymnastique, en favorisant les fonctions de l'hématose, en augmentant les fonctions respiratoires, en régularisant le développement du corps, en activant la nutrition, est un des meilleurs éléments de curation de cette maladie.

Traitement de la scrofule.

Si la gymnastique peut nous rendre d'utiles services dans le traitement prophylactique de la tuberculose, il faut mettre une grande réserve dans l'emploi de cette gymnastique, lorsque les lésions tuberculeuses ont atteint un certain degré ; on comprend, en effet, combien tout ce qui peut congestionner la poitrine peut aussi augmenter la gravité des accidents pulmonaires et déterminer, en particulier, des hémoptysies.

N'oublions pas aussi que les excès de fatigue et le surmenage débilitent l'organisme et, par cela même, le disposent aux maladies microbiennes ; il faut donc mettre une certaine modération, variable suivant les sujets, dans l'emploi des exercices corporels chez les individus prédisposés à la tuberculose.

Traitement des anémies par la kinésithérapie. L'action des exercices sur la circulation donne lieu à deux applications importantes de cette gymnastique : d'une part, au traitement des maladies du cœur, d'autre part, aux anémies. Si sur le premier point l'accord est loin d'être unanime, il n'en est pas de même du second, et tout le monde reconnaît l'heureuse influence de la gymnastique dans le traitement des anémies et, en particulier, de la chlorose, par l'augmentation de la capacité pulmonaire et par l'activité des battements du cœur que provoquent les exercices.

On comprend facilement que chaque respiration mettant en contact avec l'air extérieur une plus grande quantité de sang favorise les échanges gazeux et par cela même agisse ainsi directement sur le globule sanguin. A cette action directe sur les hématies se joignent les effets sur la nutrition ; l'appétit augmente, les forces s'accroissent, aussi saisit-on aisément tous lesbénéfices que l'on peut tirer de la gymnastique dans la cure de l'anémie. Ici ce sont les promenades au grand air, les excursions alpestres, la natation, l'équitation et toutes les méthodes de la gymnastique qui sont applicables.

Traitement des maladies du cœur par la kinésithérapie. C'est en Allemagne qu'est née l'idée d'appliquer au traitement des maladies du cœur et en particulier aux dégénérescences graisseuses de cet organe, les exercices corporels. OErtel et son élève Schweninger se sont montrés les plus actifs partisans de cette méthode ; ils soutiennent que, par les exercices corporels, on excite la contraction fibrillaire du muscle cardiaque et, par cela même, on active la contraction du cœur, ce qui se traduit par une augmentation dans la tension artérielle. De plus, l'accroissement de la capacité pulmonaire dégage le poumon, combat la cyanose et facilite les contractions du ventricule droit.

Aussi ces médecins recommandent-ils l'un et l'autre deux sortes d'exercices : des marches sur un sol horizontal et surtout des ascensions. Pour les ascensions, le cardiaque subit un véritable entraînement proportionné à ses forces, ce qui lui permet d'augmenter chaque jour la hauteur de l'ascension. On voit aujourd'hui cette méthode appliquée dans le Tyrol et dans un grand nombre de stations alpestres, où des bancs, disposés de distance en distance et à des hauteurs variables, indiquent l'espace que le cardiaque doit franchir chaque jour.

On a même été plus loin, et si Schott, de Francfort(1), limite les exercices imposés aux cardiaques à la méthode suédoise, Classen veut que les cardiaques exécutent de véritables mouvements gymnastiques et qu'ils se livrent à tous les exercices corporels que l'on met en œuvre dans les gymnases. Sommerbrodt et Heiligenthal approuvent aussi la méthode d'OErtel et tous ces médecins sont d'accord pour pousser l'exercice, marche, ascension, gymnastique, jusqu'à ce que le cardiaque éprouve de l'essoufflement et de la dyspnée.

Quelle est la valeur thérapeutique de pareilles méthodes ? Pour la juger, il nous faut revenir à l'action physiologique des exercices corporels sur la musculature du cœur. *Valeur de la kinésithérapie dans les maladies du cœur.*

Vous vous rappelez que, dans la dernière leçon, j'ai insisté sur le cœur surmené et sur les théories qui ont été invoquées pour expliquer l'état du cœur après des fatigues trop prolongées. Que l'on adopte l'hypothèse de l'hypertrophie primitive ou celle de la myocardite, ou bien celle encore des effets toxiques des leucomaïnes, le résultat est toujours le même, c'est-à-dire que ces fatigues amènent de l'arythmie, de la dilatation du cœur et enfin de l'asystolie. Tous les auteurs qui ont étudié le *cœur surmené* sont unanimes à cet égard, et vous trouverez dans les descriptions de Peacok, d'Abbutt, en Angleterre ; de Leitz, de Frantzel, d'Otto Hahn, de Curschmann et de Leyden, en Allemagne, et, en France, de Kelsch, de Daga, de Coustan, une analogie presque complète de la symptomatologie clinique du cœur surmené (2).

(1) Voir et comparer : Schott, *Die wirkung. der Gymnastik auf der Herz. Beitrage zur Phys. diags.* (in *Centralbl. Med. Woch.*, 1881 ; *Berliner Klin. Woch.*). — Classen, *Deutsch Medicin Wochens*. — Eloy, *Des exercices musculaires et de l'entraînement gymnastique dans le traitement des maladies du cœur* (*Union médicale*, 1886, p. 145). — Germain Sée, *Traitement physiologique de l'obésité et des transformations graisseuses du cœur* (Acad. de médecine, 29 septembre et 6 octobre 1885).

(2) Voir et comparer : Longuet, *Du cœur surmené* (*Union médicale*, 1885, p. 589 et 601). — Juhel Renoy, *Affections cardiaques d'origine non valvulaire* (*Archives de méd.*, 1888, t. XI, p. 74, et *Thèse inaugurale*, 1882). — Coustan, *De la prématuration militaire et du cœur surmené* (*Gazette hebd. des sciences méd. de Bordeaux*, mai, juin et juillet 1885). — Leyden, *Zeitschrift für Klinische Medicin*, 1886. — Germain Sée, *Du régime alimentaire*, p. 80. Paris, 1887.

Une fois ces données acquises, voyons comment les choses peuvent se passer lorsque nous allons appliquer les exercices corporels aux maladies du cœur. Quelle que soit l'affection cardiaque qu'on ait à combattre, qu'il y ait altération des orifices ou altération du myocarde, le cœur, pour lutter contre les obstacles, tend toujours à s'hypertrophier et à se dégénérer. Car, si le cœur, par la constitution histologique de ses fibres musculaires, est un muscle analogue à ceux de la vie de relation, il s'en éloigne par ce fait dominant qu'il n'est jamais en repos et on ne peut invoquer pour lui, comme pour les autres muscles, l'inactivité comme cause d'atrophie.

Que feront ici les exercices corporels? Ils augmenteront les contractions du cœur, favoriseront son hypertrophie et sa dégénérescence. Ce résultat sera favorable dans les périodes de compensation, mais sera défavorable dans les périodes de dégénérescence, et, comme l'une entraîne fatalement l'autre, notre conclusion sera la suivante : c'est qu'il faut mettre une extrême réserve et une extrême prudence dans l'emploi de ces moyens, et que, s'il est bon d'exercer le cœur dans des limites raisonnables, il y a de grands dangers à le surmener. Il y a donc dans l'application des exercices corporels à la cure des maladies du cœur une question de tact et de mesure pour l'examen de laquelle il faut tout le talent d'un médecin expérimenté.

En tous cas, il vous faudra mettre une graduation prudente et un entraînement bien entendu dans l'emploi de tous ces moyens. La gymnastique suédoise, les marches graduées, les ascensions faites d'une façon méthodique et progressive, pourront vous rendre quelques services ; mais vous devrez toujours tenir en grande observation vos malades, et examiner le résultat de ces exercices sur le cœur et la circulation en général.

Traitement de la dyspepsie par la kinésithérapie. J'ai peu de chose à vous dire sur les applications de la gymnastique aux troubles de la digestion. Je dois vous rappeler cependant que ces exercices augmentent et activent les fonctions digestives. La kinésithérapie est applicable à la cure de l'anorexie et des dyspepsies, on met ainsi en pratique le vieil axiome de Chomel : on digère plus avec ses jambes qu'avec son estomac. Mais il est un point sur lequel je désire insister ; c'est le traitement de la constipation par la gymnastique, et en particulier par la gymnastique abdominale.

De même, en effet, que l'on a décrit une gymnastique respiratoire, de même on a créé un ensemble de mouvements et d'exercices auxquels on a donné le nom de *gymnastique abdominale*. Ce sont surtout les médecins suédois qui se sont occupés de cette gymnastique abdominale, et Nycander, de Stockholm, nous a donné une description fort complète de tous ces exercices, qui appartiennent beaucoup plus au massage qu'à la gymnastique. Ce sont en effet des glissements, des foulements, des tapotements et des secouements de l'abdomen que je vous décrirai dans une prochaine leçon à propos du massage.

De la gymnastique abdominale.

Cependant il est d'autres exercices purement gymnastiques qui combattent très heureusement la constipation, et qui augmentent dans de notables proportions la tonicité des muscles abdominaux. Ces exercices sont de deux ordres : les uns portent sur les flexions du tronc, soit debout, soit assis ; les autres sur les mouvements d'élévation des bras. Pour les premiers, vous pouvez utiliser très heureusement ici la gymnastique de l'opposant. Vous placez le malade sur une chaise, les pieds arc-boutés contre une tablette fixe, vous lui faites saisir par les deux mains les manettes tenues aux boudins élastiques, et, les bras étant étendus, vous faites exécuter des séries de tractions et de relâchements qui compriment l'abdomen.

Pour donner plus de tonicité aux muscles abdominaux et en particulier au muscle droit, dont le relâchement est une cause de cette obésité que Brillat-Savarin caractérisait par le mot de *gastrophorie*, c'est-à-dire par le développement de l'abdomen tout en conservant une gracilité relative des membres, vous pouvez vous servir d'un exercice que Dally a décrit sous le nom d'*exercice du mur*. Cet exercice consiste à appliquer le patient le plus exactement possible contre une surface verticale, puis à lui faire élever les deux bras en les tenant rigides, des parties latérales du corps au-dessus de la tête, jusqu'à ce qu'ils viennent toucher la surface verticale contre laquelle le corps est appliqué. C'est là un exercice que je ne saurais trop vous recommander ; et j'aborde maintenant l'application de la gymnastique aux troubles musculaires.

Exercice du mur.

Je vous ai dit que la gymnastique augmentait le volume des muscles et régularisait leur contraction, de là l'application de la gymnastique à trois ordres d'altérations du système musculaire : les atrophies, les contractures et enfin la chorée.

Atrophies musculaires.

Il n'est pas de meilleur traitement de l'atrophie musculaire,

quelle qu'en soit d'ailleurs la cause, que la gymnastique et ici
c'est le triomphe de la gymnastique suédoise, qui permet de
limiter l'exercice à un groupe musculaire donné. On comprend
facilement combien cette gymnastique peut rendre de services
en pareil cas.

Ces atrophies musculaires produisent aussi des désordres dans
le squelette, constituant alors toutes ces déformations osseuses
ou articulaires dont le traitement remplit un grand chapitre de
la chirurgie des enfants, l'orthopédie. Ici encore la gymnastique constitue la partie la plus essentielle de la cure de ces
affections.

De la
kinésithérapie
dans
l'orthopédie.

Je ne puis vous donner au complet tout ce qui a rapport au
traitement des difformités par la gymnastique. Il faudrait plus
d'une leçon pour vous fournir sur ce sujet les indications nombreuses qu'il comporte, je vais donc vous résumer très brième-
ment cette question.

Contre les difformités du squelette, bien des moyens ont été pro-
posés. Les uns ont conseillé des machines ou des appareils plus ou
moins compliqués pour le redressement mécanique de pareilles
difformités, et nous voyons régner en maître ces méthodes d'Andry (1) jusqu'à Scarpa. Puis vint la pratique de Jules Guérin,
qui propose la ténotomie, et pendant longtemps cette ténotomie
fut triomphante. Enfin arrive la période moderne où, sous l'influence de Bouvier, de Bouland, de Dally, de Pravaz, etc., etc.,
on étudie avec plus de soin la cause même de ces difformités et l'on s'efforce d'indiquer le traitement propre à chacune
d'elles.

Déformations
du rachis.

Je n'ai pas ici à vous rappeler ce qu'on entend par la
cyphose, la lordose et la scoliose. Vous savez que la première de
ces difformités est caractérisée par une courbure de la colonne
vertébrale à convexité postérieure, la lordose au contraire par une
courbure à convexité antérieure, et la scoliose par des courbures
latérales.

Dans toutes ces malformations, la gymnastique peut jouer un
rôle important, mais il faut qu'elle soit prudemment et médica-

(1) Voir et comparer : Andry, *l'Orthopédie ou l'art de prévenir et de
corriger dans les enfants la difformité du corps*, Paris, 1741. — Tissot,
Gymnastique médicale et chirurgicale, p. 355 et suivantes. — Leblond,
Manuel de gymnastique hygiénique et médicale, p. 468 à 477. Paris, 1877.

lement dirigée. Il ne faut pas que des courbures de compensation viennent augmenter la difformité déjà existante. C'est donc toujours sous l'œil d'un médecin prudent et exercé que de pareils exercices doivent être entrepris.

N'oubliez pas, en effet, que, pour la cyphose et la lordose, la cause efficiente est, dans l'immense majorité des cas, la fonte tuberculeuse des vertèbres, et que la colonne vertébrale présente alors une résistance assez faible pour que tout effort violent puisse amener des désordres graves. Il faut donc attendre, pour intervenir en pareil cas et substituer, à l'immobilité absolue que nous obtenons par les gouttières dites *de Bonnet,* les mouvements gymnastiques, que la cicatrisation et la nouvelle ossification de la colonne vertébrale permettent d'intervenir sans danger. Mais il est des déformations comme la scoliose, et mieux encore ces attitudes scolaires vicieuses si bien décrites par Dally, qui sont absolument tributaires d'un traitement gymnastique.

Parmi les exercices que l'on peut faire exécuter pour obtenir la rectitude de la tête et du tronc, il en est un signalé par Tissot qui mérite d'être reproduit à cause de sa simplicité. Tissot signale le fait d'une maîtresse de pension qui, pour obtenir de ses élèves une rectitude dans la station debout, leur faisait porter sur la tête un objet léger, mais d'un équilibre peu stable, et exigeait d'elles qu'elles pussent se livrer à la marche et à la course sans laisser choir cet objet.

C'est là, je crois, une pratique que l'on peut utiliser. Car, vous avez dû être frappés comme moi, dans les pays où les femmes ont l'habitude de porter des objets sur la tête, de la taille droite, souple et élancée de ces porteuses.

Un autre exercice excellent dans le traitement de la scoliose est la natation ; de Saint-Germain (1) conseille cet exercice en toute saison, à la mer et dans la rivière pendant l'été ; sur un tapis ou sur une couverture pendant la mauvaise saison. Il recommande de plus que cet exercice soit fait régulièrement, classiquement pour ainsi dire, et pour cela, il veut que l'on commence par fixer les enfants à la ceinture de natation, de manière que les mouvements, parfaitement rythmés, soient absolument bilatéraux.

La gymnastique suédoise et la gymnastique de l'opposant

(1) De Saint-Germain, *Chirurgie orthopédique,* Paris, 1883, p. 815.

jouent un rôle considérable dans le traitement de ces difformités. A l'inégalité musculaire qui est la cause efficiente de ces déformations du squelette, ces deux variétés de gymnastique opposent l'inégalité des efforts, de manière à exercer les muscles atrophiés et à immobiliser, au contraire, le groupe musculaire qui, par sa prépondérance d'action, a entraîné la déformation du squelette. D'ailleurs, pour tous les renseignements qui ont trait au traitement orthopédique de ces déformations, je vous renverrai aux ouvrages que l'on a publiés sur ce sujet et qui sont des plus nombreux, et, en particulier, à ceux de Bouvier, de Malgaigne, de Dally, de de Saint-Germain, de Leblond, etc., etc.

Ajoutons que le docteur Kjoetstad a institué un traitement des déviations rachidiennes, basé sur la volonté du malade à se redresser, traitement mis en pratique par Tidemand (de Christiania) et Roth (de Londres), et qui consiste à intéresser le malade à sa cure et à le forcer à rectifier à chaque instant sa position vicieuse.

La gymnastique est tout aussi puissante dans le traitement de certaines affections convulsives et, en particulier, de la chorée. Dès l'introduction de la gymnastique dans les hôpitaux, nous la voyons appliquée à la cure de la chorée et, comme le fait remarquer avec justesse Leblond, deux ans après cette introduction, en 1847, Bouneau signalait déjà les avantages qu'on tirait de cette méthode. Mais c'est à Blache que l'on doit le travail le plus complet à cet égard. Blache nous montrait, en 1854, que, sur 158 cas de chorée, 102 avaient été guéris en 39 jours et 6 en 120 jours par la gymnastique associée aux bains sulfureux. Tous les observateurs qui ont précédé ou suivi cette époque sont unanimes à reconnaître les bons effets de la gymnastique en pareil cas, et les affirmations de Germain Sée, de Becquerel, de Parrot, de J. Simon sont absolument positives à cet égard.

Quel procédé pouvez-vous employer ici ? Laisné, qui a pratiqué ce traitement sous la direction de Blache, a fourni à cet égard les indications les plus précises, complétées depuis par les travaux de Pichery, de Leblond, de Heiser et autres. Les applications varient selon la période de la maladie et selon son intensité.

Dans les chorées graves, surtout à forme paralytique, on ne fait que pratiquer des massages; puis, à une période moins intense, on fait exécuter à l'enfant des mouvements passifs portant surtout sur les points où l'incoordination choréique est la plus accentuée. Ces mouvements passifs consistent à saisir délicatement le membre de l'enfant et à lui faire exécuter des mouvements rythmés en recommandant au petit malade de compter à haute voix avec le maître. Dans de pareils exercices, il faut demander au maître une grande patience et une grande souplesse de manière à ne pas lutter avec le petit patient et à céder à ses mouvements convulsifs. Lorsque ces mouvements sont encore moins intenses, on peut ordonner quelques exercices sur l'échelle dite *orthopédique*. Enfin, lorsque l'incoordination tend à s'atténuer, on fait exécuter des mouvements toujours bien rythmés et ici le chant, en donnant une cadence à ces mouvements, a une réelle utilité.

En résumé, il faut donc une extrême prudence et de très grands ménagements dans l'emploi de la gymnastique dans le traitement de la chorée, et c'est un médecin ou un maître de gymnastique expérimenté qui doit toujours les diriger. Cette application de la gymnastique à la chorée me servira de transition à l'étude du traitement des affections du système nerveux par la gymnastique.

Je vous ai dit que, sans adopter l'opinion exclusive de Du Bois-Reymond qui ne voit dans la gymnastique qu'un fonctionnement du système cérébro-spinal, il fallait cependant considérer cette gymnastique comme rétablissant l'équilibre entre les fonctions du cerveau et celles de la moelle. Aussi, chez tous les gens nerveux, neurataxiques, névrosiques, qui sont si nombreux dans nos grandes villes, chez tous ces surmenés par des travaux intellectuels exagérés, chez tous ces individus qui, uniquement attachés à leurs occupations de bureau, ne donnent aux exercices du corps qu'une part presque nulle, la gymnastique s'impose-t-elle comme une nécessité.

Traitement du névrosisme par la gymnastique.

Mais il ne suffit pas de savoir que la gymnastique peut donner ici des résultats merveilleux, il faut encore pouvoir l'appliquer, et c'est là que les difficultés surgissent. Chez l'homme, la chose est encore facile et, si beaucoup de nos clients répugnent à aller au gymnase, presque tous acceptent de faire de l'escrime.

Mais où la question devient plus difficile, c'est lorsqu'il s'agit de vos clientes. Toutes refusent la gymnastique proprement dite;

l'escrime est difficile à proposer et difficile à accepter. Quant à l'équitation, elle est bien acceptée par la clientèle étrangère, peu par les Françaises. Cette équitation, au point de vue de la gymnastique, est un exercice qui développe inégalement les muscles de l'économie, mais qui cependant présente ce grand avantage d'exiger un lever matinal et des promenades au grand air. Malheureusement c'est là un exercice de luxe qui ne s'adresse qu'à la classe riche. Pour la classe moyenne, il vous restera à ordonner des marches prolongées, surtout en plein air, des excursions dans les montagnes, des jeux tels que lawn-tennis ou autres, la natation, etc. C'est à vous, messieurs, de savoir approprier un exercice convenable à la position et à la situation de la malade qui vous consulte, et nous arrivons ainsi graduellement à l'application de la gymnastique à la cure de l'hystérie.

Traitement
gymnastique
de
l'hystérie. La gymnastique est-elle capable de guérir l'hystérie ? Je ne le pense pas ; je crois même qu'il est des cas d'hystérie où la gymnastique est plus dangereuse que profitable. Mais cependant il en est d'autres où cette névrose protéique peut être utilement modifiée par la kinésithérapie, surtout si vous y joignez l'hydrothérapie. La fatigue musculaire, en effet, chez certains de ces malades, permet, si je puis me servir de cette expression, de décharger leur système nerveux, et l'on voit, sous l'influence de ces deux moyens, exercice corporel et hydrothérapie, le sommeil survenir et les phénomènes nerveux se calmer. J'ai acquis sur ce sujet une certaine expérience, parce que, grâce à l'obligeance de Pichery, j'ai pendant plus d'une année soumis un grand nombre de femmes de mon service à la gymnastique de l'opposant.

Vous avez dû être frappés comme moi que, tandis que dans nos salles d'hommes, tous nos malades ou presque tous se livrent à des travaux pénibles exigeant un déploiement de forces musculaires considérable et souvent exagéré, nos malades femmes au contraire ont presque toutes des métiers sédentaires ; assises ou debout, elles n'exécutent en résumé que très peu de mouvements. De là une série de phénomènes morbides résultant de cette inaction, et que nous avons combattus fort heureusement par la gymnastique. Il serait même à désirer que ces exercices de gymnastique se généralisassent dans les hôpitaux, et que nous pussions faire bénéficier ainsi nos malades pauvres de cette association si heureuse de l'hydrothérapie et des exercices corporels.

Si les états nerveux multiples dérivés de l'hystérie sont tribu- Traitement gymnastique de l'épilepsie.
taires du traitement par la gymnastique, il faut, dans une
névrose autrement grave, l'épilepsie, mettre une grande modération dans ces exercices. Pour l'épileptique, l'équitation, la
natation sont absolument interdites ; je n'ai pas besoin de vous
en donner la raison, une crise pendant ces deux exercices pouvant entraîner la mort ; il en est de même de tous les exercices
de gymnase avec appareils. Il ne vous reste plus que la gymnastique d'assouplissement dont vous pouvez user largement. A
la Salpêtrière, toutes les jeunes épileptiques sont soumises à ces
exercices d'assouplissement et l'on en obtient de très bons résultats, tant au point de vue de leur développement physique qu'au
point de vue de leurs attaques. N'oubliez pas que la marche et
que les travaux des champs sont aussi très utilement employés
dans la cure de cette maladie.

Pour l'idiotie, que l'on trouve quelquefois accompagnant Gymnastique dans l'idiotie.
l'épilepsie, la gymnastique a une heureuse influence. Chez ces
déshérités qui ont un besoin instinctif de locomotion qu'ils tra-
duisent par des mouvements désordonnés et sans but, la gymnastique régularise ces mouvements, habitue l'enfant à l'obéissance, diminue les tendances à l'onanisme, et tend dans une
certaine mesure à développer l'intelligence. Aussi tous ceux
qui se sont occupés de l'éducation de l'idiot, Esquirol, Bel-
homme, Delasiauve, F. Voisin, Bourneville, ont tous constaté l'action bienfaisante de la gymnastique dans cette éducation, et l'on
peut voir à Bicêtre, dans la grande division des idiots, les heureux résultats obtenus par Pichery, au moyen de la gymnastique. Ici ce sont des mouvements d'ensemble bien rythmés
accompagnés par le chant que vous pourrez employer.

La folie elle-même est tributaire de la kinésithérapie. Ici, ce Gymnastique dans la folie.
n'est point la gymnastique proprement dite qu'il faut employer;
mais bien les efforts musculaires multiples que nécessitent les
professions manuelles, en particulier le travail de la culture.
Aussi, voyons-nous tous nos grands asiles posséder des fermes
modèles, où le plus grand nombre des aliénés sont occupés aux
travaux des champs et tous les aliénistes sont unanimes à reconnaître les grands avantages que l'on tire de cette pratique.

Mais je vous ai dit que c'était surtout par son action générale sur la nutrition que la gymnastique prenait une place prépondérante dans le traitement des maladies. En excitant les

combustions organiques par l'accroissement de l'amplitude res
piratoire, en activant les combustions musculaires et intra-orga-
niques, en favorisant la vitalité de la cellule, la gymnastique est
peut-être le plus puissant modificateur de cette nutrition.
Aussi, dans toutes les maladies où cette nutrition est compro-
mise, vous verrez la kinésithérapie agir d'une façon presque certaine.

Il est trois maladies où la nutrition est surtout atteinte :
l'obésité, la diathèse urique et la goutte, le diabète. Dans la cure
de ces trois affections, les exercices jouent un rôle prépondérant.

Cure de l'obésité par la gymnastique. Pour l'obésité, j'ai déjà, dans mes leçons précédentes, montré
quelle hygiène l'obèse devait suivre, et dans cette hygiène j'ai
fait entrer les exercices et le massage. Je ne reviendrai pas sur
ce point, ici c'est surtout les pratiques de l'entraînement qu'il
faut appliquer, et c'est à ces pratiques suivies rigoureusement
que l'obèse devra sa guérison. Je dois aussi vous rappeler à ce
propos l'utilité de la gymnastique abdominale et des exercices
dits *du mur* pour les individus qui, sans être absolument po-
lysarciques, ont le ventre un peu trop proéminent, les gastro-
phores de Brillat-Savarin. Cette disposition résulte chez eux
d'une paresse des muscles abdominaux que vous pouvez heureusement combattre par les exercices que je viens de vous signaler.

Gymnastique dans la goutte. Dans la diathèse urique et dans la goutte, l'exercice s'impose,
et c'est là un fait connu de toute antiquité. Grâce à l'exercice,
les déchets des oxydations organiques sont mieux comburés, et
par cela même l'acide urique tend à disparaître. Je ne veux pas
revenir sur cette question de l'urée et de l'acide urique, je l'ai
exposée l'année dernière avec tous ses détails à propos du traitement alimentaire de la goutte (1). Qu'il me suffise de vous
rappeler que la production de cet acide urique, quelle que soit
l'opinion que l'on adopte sur son origine, est en rapport direct
avec le ralentissement nutritif général et qu'elle est combattue
par l'exercice qui a un effet opposé. Interrogez la plupart de vos
goutteux, et vous verrez que le plus grand nombre pèche par le
défaut d'exercices.

Outre les phénomènes de combustion, les exercices corporels

_____

(1) Dujardin-Beaumetz, *Hygiène alimentaire du traitement de la
goutte.* Paris, 1886, p. 161.

entraînent une sudation salutaire, surtout chez le goutteux, puisque la surface cutanée suppléant le rein, il s'élimine par cette voie de l'urée et de l'acide urique. Mais il ne faut pas exagérer les exercices. Scudamore nous a montré depuis longtemps que souvent les accès de coliques néphrétiques ou les attaques de goutte survenaient chez les podagres à la suite de fatigues exagérées, comme, par exemple, une partie de chasse trop prolongée et Lécorché a cité des faits analogues. Il faut donc ici un exercice journalier et proportionné à l'état des forces du sujet.

Salmuth a prétendu que, par une marche forcée, on pouvait arrêter une attaque de goutte à son début. Malheureusement, il n'en est rien, et dès que l'accès est commencé, les exercices même passifs sont interdits au malade. Lorsque la déformation des membres ou l'atrophie musculaire a rendu la marche impossible, il ne faut pas encore abandonner les exercices ; vous verrez dans la prochaine leçon que le massage vous rend ici d'excellents services ; puis vous pourrez encore, comme le conseille Scudamore, recommander les promenades en voiture et l'équitation.

Outre la colique néphrétique, le goutteux est sujet à une autre colique, la colique hépatique. Dans cette lithiase biliaire, la gymnastique doit être conseillée ; elle favorise la combustion de la cholestérine, base des calculs, par l'activité qu'elle donne aux échanges organiques. D'autre part, limitée à la gymnastique abdominale, elle facilite l'écoulement de la bile et empêche sa stagnation ; c'est ce qui fait qu'elle produit, dans le traitement de cette lithiase, de bons résultats.

Enfin, dans le diabète, l'action de la gymnastique, comme l'a bien montré mon vénéré maître Bouchardat, est encore prépondérante et constitue avec l'alimentation les bases du régime hygiénique de cette maladie. Les exercices corporels augmentent les combustions sans augmenter le chiffre de l'urée, diminuent la quantité de sucre et favorisent les fonctions de la peau. Ici, comme dans la polysarcie, ce sont les règles générales de l'entraînement qu'il faut suivre, sans cependant surmener les malades.

De la gymnastique dans le diabète.

Reportez-vous au spirituel et charmant volume de Cyr ayant pour titre : les Impressions et les Aventures d'un diabétique. Cyr fait parcourir à son diabétique les différentes contrées de l'Europe et, dans chacune d'elles, il lui fait consulter les médecins qui se sont le plus occupés de la cure du diabète. En France, il l'adresse, bien entendu, au professeur P...; on aurait dû dire le professeur B..., car le portrait de mon vénéré maître Bouchardat y est tracé de main de maître, et sous le titre de : *une Consultation originale*, Cyr indique l'emploi de la journée, menu compris, de son diabétique pendant huit jours. Pour l'exercice, l'ordonnance comporte que le malade défoncera la terre, chargera cette terre avec une brouette, suivra un bataillon de chasseurs à pied, fera plusieurs fois l'ascension des tours Notre-Dame, exécutera le tour de Paris par les boulevards extérieurs, etc. Tout en faisant la part de l'imagination du romancier, il faut reconnaître qu'il y a du vrai dans ces prescriptions et que l'on doit ordonner l'exercice sous toutes ses formes au diabétique (1).

Seulement les diabétiques sont des gens âgés et ils n'ont ni le courage ni l'énergie d'un des grands chimistes dont la France pleure la mort récente, et qui, atteint de diabète, était devenu un des remarquables gymnastes de notre époque, la plupart refuseront d'aller au gymnase. Dans ce cas, outre l'escrime, qui est quelquefois acceptée, et les marches prolongées, j'appelle votre attention sur deux ordres d'exercices qui sont souvent bien accueillis par les diabétiques : ce sont le jardinage et la menuiserie.

Les travaux du jardin sont, en effet, excellents ; outre le travail en plein air, le malade, en bêchant, sarclant, ratissant son jardin, exécute de nombreux mouvements musculaires qui amènent la fatigue et la sudation, mais tous les diabétiques malheureusement ne possèdent pas de jardin. Dans ce cas, la menuiserie est une précieuse ressource ; elle peut s'installer dans un espace étroit et à peu de frais, elle intéresse le patient par la fabrication des objets qu'on peut en obtenir et elle développe surtout l'activité musculaire ; aussi je ne saurais trop vous recommander ces exercices de menuiserie pour les diabétiques.

Je mets sous vos yeux une planche (voir la planche ci-jointe), où j'ai reproduit la plupart des exercices d'assouplissement ; les tracés rouges indiquent la direction des mouvements. Les mouvements se reproduisent de dix à douze fois. Ils doivent être exécutés tranquillement, sans précipitation, mais avec énergie et

---

(1) Cyr, *Aventures et impressions d'un diabétique.* 2e édit., Paris, 1881, p. 70.

sans raideur. Ces mouvements doivent être faits au moins une fois par jour, et l'on peut faire précéder ces séances de gymnastique d'une séance de massage.

Telles sont les principales applications de la gymnastique à la cure des maladies. Dans la prochaine leçon, j'étudierai un sujet qui a bien des points communs avec la gymnastique, je veux parler du massage.

CINQUIÈME CONFÉRENCE

DE LA MASSOTHÉRAPIE.

MESSIEURS,

Je désire consacrer deux leçons à la massothérapie, et je suivrai dans ces leçons l'ordre que j'ai déjà adopté dans les précédentes conférences. Dans la première leçon, je résumerai l'histoire du massage, j'étudierai ses modes d'application et ses effets physiologiques, et nous consacrerons la seconde leçon à ses applications thérapeutiques.

Le mot de *massothérapie* pourra vous paraître bien étrange, je crois même qu'il n'est pas français ; dans ma pensée, il veut exprimer l'application du massage à la thérapeutique. D'ailleurs, ce terme de *massage* a lui-même été fort discuté, et Dally le repousse absolument, il veut qu'on donne à tout cet ensemble d'agents thérapeutiques le nom de *manipulations*. Mais toutes ces discussions plus ou moins grammaticales ont relativement peu d'intérêt, et je passe maintenant à l'étude de la massothérapie ou du massage ou des manipulations thérapeutiques, selon que vous adopterez l'une ou l'autre de ces appellations.

Je serai bref sur la partie historique, car l'histoire du massage se confond par bien des points avec celle de la gymnastique et s'il me fallait exposer complètement la première, je n'aurais qu'à vous renvoyer à ce que je vous ai dit dans ma conférence sur l'histoire de la kinésithérapie. Cependant, il est des points de cette histoire qui méritent d'être mis en lumière ; c'est ce que je vais faire.

Nous retrouverons dans presque tous les peuples, aux périodes les plus reculées de leur histoire, les pratiques du massage mises en usage. Parcourez les ouvrages des principaux navigateurs, consultez en particulier la relation du capitaine

Historique.

Cook, et vous verrez qu'à Tahiti, que dans la Nouvelle-Hollande et dans d'autres points de l'Océanie, les peuples primitifs emploient les pratiques du massage pour la cure des maladies, et les moyens qu'ils mettent en usage sont les mêmes que ceux dont nous nous servons. Ainsi, à l'île de Tonga, en Océanie, sous le nom de *toogi-toogi*, on pratique une opération qui consiste à frapper constamment et doucement avec le poing (c'est la percussion), et sous le nom de *miti* ou *fota*, on comprend, au contraire, le pétrissage des muscles et les frictions. Dans la Nouvelle-Hollande, il en est de même, et ce sont surtout les sorciers, les *Mulgaradocks*, qui pratiquent ces manœuvres de massage, Interrogez aussi les voyageurs de l'Afrique centrale, ils vous diront que les sorciers pratiquent chez les peuples du continent africain, ces mêmes pressions et ces mêmes frictions.

D'ailleurs, ces frictions et ces pressions sont pour ainsi dire instinctives, et dès qu'un individu souffre dans un point donné du corps, il s'efforce par ces manœuvres de faire disparaître les symptômes douloureux. Rien donc d'étonnant à ce que nous voyions appliquées ces méthodes dès l'origine du genre humain, et que nous en retrouvions ainsi les traces dans la médecine populaire de tous les peuples, mais se modifiant suivant les climats et suivant les tempéraments.

Tandis que dans l'Orient, où la circulation de la peau est très active, et où il est nécessaire de la débarrasser de toutes les impuretés qui résultent de ce fonctionnement exagéré, ce seront des frictions douces, des grattages, des pétrissages unis aux bains de vapeur que l'on mettra en usage dans les bains maures ou hammam que l'on trouve en profusion dans tout l'Orient, chez les peuples du Nord, il faut activer, au contraire, la circulation, habituer la peau à passer brusquement d'une température à une autre, et c'est ce que l'on obtient avec le bain de vapeur, l'eau froide et la flagellation; c'est le bain russe qui est en si grande vogue.

D'ailleurs, nous trouvons encore de nos jours les traces de cette origine primitive du massage, puisque, comme chez les peuples sauvages, ce massage constitue un ordre de manœuvres mises en usage, surtout par les rebouteurs, les souffleurs d'entorses, etc., etc. Avant que le massage n'eût pris dans ces dernières années un caractère véritablement scientifique, c'était à ces rebouteurs que l'on avait uniquement recours et l'on peut affirmer, sans crainte d'exagération, qu'en France il n'est pas un point de notre territoire où le rebouteur ne fasse à cet égard la plus terrible concurrence au médecin.

Mais en nous maintenant sur le terrain exclusivement scientifique de la question du massage, on peut dire que c'est dans le livre chinois le *Cong-fou*, dont je vous ai parlé dans l'une des précédentes conférences, que l'on trouve la description exacte de toutes les pratiques du massage. Vous y trouverez même la description de ces mouvements concentriques et excentriques qui, suivant de Méding, constituent la base de la gymnastique suédoise. Des gravures qui accompagnent le *San-tsai-ton-houi*, nous montrent du reste comment les Chinois pratiquent le massage.

Période chinoise.

Dans l'Inde, les frictions et les percussions sont aussi mises en usage, et Anquetil et Petit-Radel ont insisté sur ce point. Les Hindous, outre les frictions avec le limon du Gange, font des frictions ou le pétrissage des muscles, opération à laquelle ils donnent le nom de *chamboning*, et que les Anglais ont traduit par celui de *shampŏing*, que vous voyez aujourd'hui spécialisé par les coiffeurs pour la friction et le massage de la tête.

Période hindoue.

Il est bien entendu que les Grecs et les Romains mirent également le massage en usage. Je puis vous citer parmi mille autres exemples cette observation d'Hippocrate : « A Elis, la femme d'un jardinier. Une fièvre continue la saisit ; buvant des remèdes évacuants, elle ne fut aucunement soulagée. Dans le ventre, au-dessous de l'ombilic, était une dureté s'élevant au-dessus du niveau et causant de violentes douleurs. *Cette dureté fut malaxée fortement avec les mains enduites d'huile ;* ensuite du sang fut évacué en abondance par le bas. Cette femme se rétablit et guérit. » Il s'agit, comme vous le voyez ici, d'une obstruction intestinale, et c'est le massage qui désobstrue l'intestin et amène la guérison. D'ailleurs, Oribaze dans son recueil indique toutes les pratiques du massage et entre à cet égard dans les moindres détails.

Période grecque et romaine.

La renaissance, il faut bien le reconnaître, ajouta peu à ce que les anciens connaissaient sur le massage. Je dois vous signaler cependant à la fin du dix-septième siècle, en 1698, un ouvrage fort curieux de Paullini, ayant pour titre *Flagellum salutis*, sujet d'ailleurs repris cent ans plus tard par Meibomius, en 1795, sous le titre suivant : *De l'utilité de la flagellation dans la médecine et les plaisirs du mariage, et dans les fonctions dans les lombes et des reins.* Ce titre ne laisse aucun doute sur l'utilité

Renaissance.

que ces deux auteurs voulaient tirer de la flagellation dans le traitement de certaines affections, et en particulier de la frigidité.

Comme je vous l'ai dit tout à l'heure, la pratique du massage était restée presque exclusivement une pratique populaire et abandonnée aux médicastres des campagnes, et ce n'est que dans ces dernières années que le massage a pris droit de cité dans notre pratique médicale. Ce mouvement de rénovation scientifique a eu lieu presque simultanément en France, en Hollande et en Allemagne.

Période actuelle.

En France, en 1837, Martin avait bien signalé à la Société de médecine de Lyon les cures merveilleuses que déterminait le massage dans le traitement des tours de reins ou lumbagos. Lebatard (1) et Ellaume (2) en 1860; Rizet (3), en 1862, avaient bien montré les avantages du massage de l'entorse; mais il faut arriver à la thèse d'Estradère (4), en 1863, pour avoir un travail d'ensemble sur les effets du massage. Depuis, ces travaux se sont multipliés, et je ne puis ici vous en donner l'énumération, mais je tenais à vous signaler le beau travail d'Estradère qui, le premier, mettait bien en lumière et les effets physiologiques du massage et les résultats qu'on peut en obtenir. Cependant, ce n'est pas la France qui recueillit tous les bénéfices de ce travail ; c'est la Hollande sous l'influence de Mezger et ses élèves, et nous voyons encore aujourd'hui accourir de tous points de l'Europe dans la clinique de Mezger des malades venant bénéficier de la pratique du célèbre masseur.

Mezger a peu écrit. Le seul travail fort modeste qu'on possède de lui a été publié en 1868, à Amsterdam. Il dit dans ce travail qu'il a l'intention de s'occuper particulièrement de ces applications spéciales de la gymnastique qu'on appelle les *frictions*, ou mieux encore le *massage*. Il ajoute qu'en 1853 il a commencé, à Amsterdam, à combattre les entorses par ce moyen, qu'il l'a

---

(1) Lebatard, *Gaz. des hôpitaux*, 1850.

(2) Ellaume, *Du massage dans l'entorse* (*Gaz. des hôpitaux*, 1859, n° 151, 2).

(3) Rizet, *Traitement de l'entorse par le massage*, Paris, 1868.

(4) Estradère, *Du massage, son historique, ses manipulations, ses effets thérapeutiques* (Thèse de Paris, 1863, p. 149, 105).

(5) Mezger, *De Behandeling von Distorsio pedis met Fricties*, Amsterdam, 1868.

amélioré peu à peu, et que depuis 1861, il l'a toujours employé. Mezger a formé en revanche de nombreux élèves.

En Suède, c'est sous l'influence de Berghmann, de Helleday et surtout de Amström, que la méthode de Mezger se répandit. En Russie, ce fut Berglind (1) qui en fut le propagateur; enfin, en France, nous devons un travail complet de la méthode de Mezger au docteur Norström, de Stockholm.

En Allemagne, ce fut sous l'influence de Rosbach, de Busch, et particulièrement de Schreiber (2) et de Reibmayr (3) que le massage entra dans une voie véritablement scientifique. Le premier de ces ouvrages a été publié en français; le second a été traduit et annoté par un de nos élèves qui s'occupe spécialement de cette question de massage, le docteur Léon Petit (4).

Le manuel opératoire du massage se divise comme pour la gym- **Manuel opératoire.** nastique en deux grands groupes : massage avec appareils et massage sans appareils. Pour le massage sans appareils, le seul pratiqué par Mezger et ses élèves, on doit distinguer quatre manœuvres différentes : l'effleurage, les frictions, le pétrissage et le tapotement.

L'effleurage consiste en passes légères que l'on exécute avec **Effleurage.** la main. Tantôt c'est la paume qu'on emploie, tantôt ce sont les doigts, ou bien la pulpe des pouces, ou bien encore les articulations phalangiennes. Dans cette dernière position les poings sont fermés, et c'est avec l'extrémité de l'articulation des phalanges avec les phalangines que l'on effleure la peau du malade. Les Allemands donnent à cette sorte de massage le nom de *kammgriff* (coup de peigne).

Les frictions consistent, comme l'indique leur nom, à faire **Frictions.** avec les mains des frictions centripètes, et que l'on rythme par une alternance dans le mouvement des mains.

Le pétrissage se fait tantôt en soulevant un muscle, ou bien en **Pétrissage.** pétrissant avec les deux mains, ou bien encore en roulant avec les deux mains les muscles d'une région.

(1) Berglind, *Letchenie razminaniem* (Massage), Saint-Pétersbourg, 1875, et *Saint-Petersbourg Med. Zeitsch.*, Band IV.

(2) Norstrom, *Du massage* (méthode de Mezger en particulier). Paris, 1884.

(3) Schreiber, *Traité pratique du massage et de gymnastique médicale*. Paris, 1884.

(4) Léon Petit, *le Massage par le médecin*, d'après le travail de Reibmayr. Paris, 1885.

Tapotement.   Enfin, pour le tapotement, ou doit distinguer deux manœuvres : le claquement et les hachures. Le claquement se fait avec la face palmaire de la main avec laquelle on frappe plus ou moins vivement la peau. Le hachement s'exécute avec le bord cubital de la main, avec lequel on percute plus ou moins vivement le point sur lequel on veut opérer.

Dans la planche qui reproduit les mouvements de la gymnastique de chambre j'ai consacré une petite partie de cette planche aux manœuvres du massage. La figure 48 montre la direction et la position de la main pour les frictions pratiquées à l'avant-bras. La figure 45 indique le soulèvement des muscles opéré à l'avant-bras ; les figures 46 et 50 le pétrissage des muscles du bras ; dans la première, on pétrit les muscles ; dans la seconde, on opère par un mouvement de rotation autour de l'humérus. Enfin les figures 47 et 49 montrent les deux formes de tapotement ; la première indique les hachures, la seconde le claquement.

Appareils pour massage.   Les appareils appliqués au massage sont excessivement nombreux, et je ne puis ici que vous les signaler. Ce sont d'abord des appareils simples, comme la brosse, le gant, le strigile ou raclette, que nous voyons employés dès la plus haute antiquité, et dont un des chefs-d'œuvre de la statuaire antique nous donne un modèle. Puis viennent des roulettes plus ou moins compliquées auxquelles même, dans ces derniers temps, on a appliqué l'électricité, comme dans le rouleau de Butler et le cylindre de Stein. Enfin arrivent des palettes, des férules et des battoirs dont le nombre et la forme sont excessivement variables et dont l'application remonte à la plus haute antiquité. Il est très probable en effet que le proverbe *Se battre les flancs* résulte de la pratique qui consistait à se frapper les hypocondres avec une palette ou une lanière de cuir.

Parmi ces derniers appareils, je signalerai le percuteur de Sarlandières, et le battoir dorsal de Klemm et le percuteur musculaire plus complexe qu'il a aussi conseillé. Je vous signalerai aussi en passant les percuteurs électriques mus par l'électricité et imaginés par Granville, qui donnent un rythme absolu dans le nombre des percussions, et enfin les appareils plus compliqués que Zander avait imaginés et qui déterminaient aussi des percussions plus ou moins prolongées, des battements plus ou moins intenses.

D'ailleurs ces appareils sont presque abandonnés, du moins

en France, et même par Mezger en Hollande, et il me reste maintenant à discuter les deux points suivants: l'utilité des corps gras pour pratiquer le massage d'une part et de l'autre, si ce massage doit être pratiqué sur la peau à nu ou recouverte.

Estradère, sans attacher une grande importance au corps gras, lui reconnaît cependant une certaine utilité. Schreiber, au contraire, dénie à ces onctions tout avantage et ne les réserve que dans certains cas particuliers. Murrell partage cette opinion et repousse aussi les corps gras comme inutiles. Mezger veut que l'on emploie toujours un corps gras additionné d'une huile essentielle d'une odeur agréable.

Je ne vous signale pas ici toutes les formules des onguents et des pommades mis en usage par les différents médicastres. Chaque rebouteur a sa formule particulière, et bien entendu ce n'est pas aux manœuvres qu'il pratique, mais bien à cette pommade qu'il attribue les effets obtenus et ceci me met en mémoire le fait suivant :

Lorsque j'étais rapporteur des remèdes secrets à l'Académie, j'ai signalé la découverte d'une pommade qui devait guérir les hernies. Mais voici comment l'inventeur voulait qu'on procédât: il fallait d'abord frictionner la hernie avec ladite pommade, mais il n'oubliait pas de recommander d'appliquer après la friction un bon bandage maintenant bien la hernie.

Il en est de même, messieurs, de toutes ces formules de pommades plus ou moins bizarres mises en usage par les différents rebouteurs, la pommade n'agit que si le massage est bien exécuté. Pour notre part, nous croyons qu'un corps gras est utile pour faciliter les mouvements et les glissements de la main et nous nous servons de la vaseline aromatisée ou non.

Quant à la question du massage sur la peau dénudée, Schreiber veut faire ce massage à travers un vêtement de flanelle, et il invoque des questions de bienséance et de pudeur. Je crois au contraire avec presque tous les autres auteurs qui se sont occupés de cette question, que le massage doit être pratiqué sur des parties dénudées.

Avant d'aborder les effets physiologiques du massage, je dois vous dire quelques mots de cette question si intéressée du masseur et de la masseuse. William Murrell (1), dans son excellent

____

(1) William Murrell, *Massage as a mode of treatment*. Third edit. London, 1887, p. 29.

travail sur le massage, consacre un chapitre entier à la solution
de cette question, j'approuve ses conclusions. Dans le plus
grand nombre de cas, c'est le médecin lui-même qui doit
pratiquer le massage ; dans les cas difficiles, il pourra s'adresser
à de nos confrères qui ont fait de la massothérapie une étude
toute spéciale. Enfin, dans certains cas, le médecin pourra con-
fier son malade à des masseurs et surtout à des masseuses, car
cette circonstance se présente beaucoup plus fréquente pour les
clientes que pour les clients.

Mais il devra réclamer de ces derniers une connaissance
exacte de l'anatomie, une grande habileté de la main et une
étude approfondie du manuel opératoire, et c'est sous les yeux
et d'après les indications du médecin traitant que le massage
sera pratiqué.

Effets
physiologiques

Voyons maintenant les effets physiologiques qui détermi-
neront ces différentes manœuvres.

Les effets physiologiques du massage portent à la fois sur les
fonctions de la peau, sur la musculation, la circulation, le système nerveux et enfin l'absorption et la nutrition.

Frictions
cutanées.

Pour les fonctions cutanées, grâce à ces frictions, la peau se
débarrasse des débris d'épiderme qui l'encombrent. Les orifices
des glandes sudoripares et des glandes sébacées se nettoient, ce
qui permet un fonctionnement plus régulier de la circulation et
de la respiration de la peau.

Action
sur la
musculation.

L'action sur la musculation est tout aussi nette et par le pétrissage des muscles ou par le tapotement, nous réveillons et
augmentons la contraction musculaire. Frappez avec le bord
cubital de votre main, soit le triceps crural, soit le biceps, et vous
verrez se produire aux points du muscle ainsi frappés une saillie
qui résulte de sa contraction limitée. Dans certains cas pathologiques où l'adynamie est profonde, comme dans la fièvre
typhoïde, cette saillie ou *corde* persiste pendant longtemps. C'est
là un fait qui montre bien l'action locale de certaines parties du
massage sur les contractions musculaires.

Action
sur la
circulation.

Pour la circulation, le massage agit non seulement sur la circulation profonde, mais encore sur la circulation du muscle et
celle de la peau. Ce sont les pétrissages et les pressions qui agissent surtout sur la circulation profonde, tandis que, au contraire, ce sont les claquements et les flagellations qui produisent
l'activité plus grande de la circulation de la peau, et il vous suffit

de faire ces claquéments pour obtenir aux points frappés une rougeur plus ou moins intense.

Cette activité plus grande, imprimée à la circulation, entraîne une augmentation dans sa température locale et générale. Pour la température locale, Mosengeil évaluerait cette élévation thermique par le massage à 2 degrés et 3 degrés centigrades. Berné (1) va plus loin dans cette appréciation, et selon lui, l'élévation de la température locale pourrait atteindre 5 degrés centigrades; elle serait en moyenne de 1 degré et demi centigrade.

L'action sur le système nerveux est double, et elle mérite de nous arrêter un instant, car le massage a été très vanté dans le traitement des névralgies. Le massage et en particulier les pressions profondes et le pétrissage amènent des tiraillements et des élongations des filets nerveux. Hégart (2) a tâché de démontrer expérimentalement l'élongation des nerfs sous l'influence des manœuvres du massage et particulièrement des mouvements de flexion de la colonne vertébrale.

L'autre action sur le système nerveux a une explication plus difficile, je veux parler de ces effets nerveux si étranges que détermine l'effleurement de la peau et que l'on décrit en magnétisme sous le nom de *passes*. Vous trouverez dans le récent ouvrage de Baréty (3) la description des effets de ces passes qu'il appelle *neurisation*. Cet effet tout spécial de certaines pratiques du massage, quoique encore mal expliqué, doit cependant entrer en ligne de compte pour expliquer les résultats que l'on obtient de ces pratiques dans le traitement de certaines affections du système nerveux.

Mais l'action, peut-être la plus importante du massage, est celle qu'il exerce sur l'absorption de certains épanchements, soit sanguins, soit inflammatoires. Des expériences nombreuses de physiologie ont été entreprises pour expliquer cette action résolutive.

C'est ainsi que Mosengeil, en injectant dans les articulations du genou des lapins des solutions d'encre de Chine, a montré que, lorsque l'on vient à masser l'articulation, on con-

(1) Berné, *Recherches sur les modifications de la température locale sous l'influence du massage (Société médico-pratique, 1885).*

(2) Hégart, *Wiener Med. Blütter*, 1884.

(3) Baréty, *le Magnétisme animal, étudié sous le nom de force neurique rayonnante et circulante.* Paris, 1887.

state que l'encre de Chine, dans les articulations massées, tend
à se répandre dans les parties avoisinantes, et cela d'autant plus
que le massage a été plus prolongé. C'est ainsi que Reibmayr
et Höfinger ont montré que, lorsqu'on injecte du liquide dans
le péritoine d'un lapin, on voit ce liquide se résorber plus rapidement si l'on vient à pratiquer le massage. Le tableau suivant
que j'emprunte à ces expérimentateurs montre cette action toute
particulière du massage.

DURÉE.	LIQUIDE RÉSORBÉ PAR 1 KILO DU SUJET		
	sans massage.	avec massage.	Différence t en faveur du massage.
Pendant la 1re heure...	0,457	0,905	+ 0,452
Pendant la 2e heure....	0,283	0,120	— 0,163
Fin de la 2e heure.....	0,740	1,029	+ 0,289

En Suède et en Allemagne, on veut que la cellule vivante soit
placée dans une atmosphère liquide à laquelle on donne le nom
de *suc parenchymateux*. Et c'est en agissant sur ce suc parenchymateux et sur les espaces lymphatiques que, suivant Loven (1), on pourrait expliquer l'action résolutrice du massage
dans les affections inflammatoires et péri-articulaires.

Action sur la nutrition.

Enfin le massage a une action non douteuse sur la nutrition ; on
a démontré en effet que la quantité d'urée augmentait dans les
urines à la suite d'un massage général. Gopadze a même soutenu que l'assimilation des substances azotées était activée par le
massage. Dans une série d'expériences faites sur quatre étudiants en
médecine, qui étaient soumis à un même régime alimentaire et chez
lesquels on dosait l'azote, tant dans les aliments que dans les dé-
jections, un massage général de vingt-cinq minutes, fait une fois
par jour, trois heures après le repas, amena une diminution dans
le chiffre des matières azotées contenues dans les fèces. Donc,
l'expérimentateur conclut à une assimilation plus grande de ces
substances azotées.

Cette activité plus grande imprimée aux fonctions digestives et

(1) Loven, *Om væfnadssaften ; dess förhaallande till blod. och lymf-
kærl. Hygiea*, XXXVII Bd., 1875, n° 2, p. 80.

assimilatrices par le massage a été confirmée par un jeune médecin russe, le docteur Chpoliansky, qui, dans sa thèse inaugurale, passée l'année dernière, en 1886, sur la durée du séjour des aliments dans l'estomac, a montré que le massage de la région stomacale, pratiqué pendant dix minutes, diminuait la durée du séjour des aliments dans l'estomac.

Dans un premier fait, il s'agit d'un étudiant en médecine chez lequel un repas composé de 500 grammes de viande mettait cinq heures vingt-cinq minutes pour disparaître de l'estomac ; les jours de massage, cette durée n'était plus que de quatre heures trente minutes.

Chez un autre sujet, où un repas composé de deux œufs et d'un gramme de sel, mettait trois heures quinze minutes à disparaître de l'estomac, le massage réduisait cette durée à deux heures quarante-cinq minutes.

Comme vous voyez, messieurs, le massage a ici activé d'une façon notable la digestion stomacale, ou du moins le passage des aliments dans l'intestin.

Un de nos élèves, le docteur Hirschberg, reprend d'ailleurs cette question à nouveau, par des expériences faites dans mon service, et nous verrons si définitivement on doit accueillir comme démontrés les faits avancés par Chpoliansky.

En se basant sur une curieuse action du salol qui ne se décompose en acide salicylique que dans un milieu alcalin, Ewald a montré que l'on pouvait utiliser cette réaction pour apprécier la durée du séjour des aliments dans l'estomac. Il suffit d'examiner l'apparition de l'acide salicylique dans les urines des individus auxquels on donne du salol avec des aliments ; plus cette apparition sera tardive, plus le séjour des aliments aura été prolongé. En employant la même réaction, Hirschberg montre que le massage facilite cette apparition et que, tandis qu'il faut deux heures pour que l'acide salicylique apparaisse dans les urines à l'état normal, quarante minutes suffisent après un massage abdominal.

Ces expériences nous ont, de plus, montré un fait sur lequel les physiologistes qui se sont occupés du massage, ont passé rapidement et qui cependant nous semble avoir une importance capitale dans ces applications de la massothérapie : je veux parler de l'augmentation de la diurèse sous l'influence du massage abdominal. Tous nos malades chez lesquels le massage abdominal est pratiqué présentent une augmentation notable dans les urines, ce qui double même quelquefois la quantité normale ; c'est là un point important sur lequel je me propose de revenir lorsque nous étudierons dans la prochaine leçon les indications de la massothérapie.

Maintenant que vous connaissez les manœuvres si simples du massage et les effets physiologiques que l'on peut attendre de ces manœuvres, nous pouvons aborder utilement l'étude des applications thérapeutiques du massage. C'est ce que je ferai dans la prochaine séance.

SIXIÈME CONFÉRENCE

APPLICATIONS DE LA MASSOTHÉRAPIE.

Messieurs,

Dans la précédente leçon, je vous ai exposé le manuel opératoire et les effets physiologiques du massage, je me propose dans
cette conférence d'examiner avec vous ses applications à la thérapeutique. Elles sont excessivement nombreuses et nous pouvons les diviser en applications obstétricales et gynécologiques,
en applications chirurgicales, et enfin en applications purement
médicales. Vous me permettrez d'être bref sur les premières.

L'application du massage aux accouchements remonte aux Applications aux accouchements
temps les plus reculés. Nous retrouvons chez tous les peuples, à
l'état primitif, le massage employé dans la pratique de l'accouchement. Qu'on se reporte aux travaux faits sur la parturition
dans les différents peuples, et l'on verra que presque toutes les
pratiques bizarres qui y sont mises en usage ne sont, en résumé,
que du massage sous toutes ses formes.

Par le massage on obtient quatre résultats : 1° on excite les
contractions de l'utérus; 2° on rectifie les positions vicieuses ;
3° on pratique la délivrance par le procédé dit *par expression ;*
4° enfin, on arrête les hémorrhagies. Aujourd'hui toutes ces
manœuvres sont connues et donnent, comme vous le savez, d'excellents résultats.

Ce massage de l'utérus gravide se fait par des effleurements
circulaires sur la surface abdominale. Dans certaines circonstances, on doit pratiquer le massage bimanuel, c'est à-dire
introduire le poing dans la cavité utérine, tandis que l'autre
main cherche à exciter les contractions utérines, par des frictions
abdominales ; cette dernière manœuvre est surtout mise en usage
dans les cas d'hémorrhagie *post-partum.*

En gynécologie, c'est Norström, qui s'est montré le plus ardent
propagateur du massage qu'un de ses compatriotes, Thure Brandt,
d'ailleurs étranger à la médecine, avait imaginé le premier pour
la cure des affections utérines.

La pratique de l'empirique suédois date de 1868. Thure Brandt
conseille trois procédés de massage : l'un, qu'il appelle le *massage externe*, et qui consiste en friction et en pétrissage de la
paroi abdominale, au travers de laquelle on cherche à introduire
profondément les doigts jusque dans le petit bassin. L'autre procédé est le *massage mixte ;* on fait coucher la malade sur le dos
et, le masseur placé à la gauche de la malade, comprime l'utérus avec la main droite sur le médius et l'index de la main gauche introduits dans le vagin ; dans certains cas même, c'est
dans le rectum que les doigts sont introduits. Mais le procédé
auquel Thure Brandt donne la préférence est ce qu'il nomme
le *massage combiné* et ce que j'appellerai plutôt le *massage à
quatre mains*, et voici comment on procède à cette étrange manœuvre qui se fait par deux opérateurs.

Un des masseurs, placé entre les jambes de la malade, intro-
duit les doigts de la main gauche dans le vagin et soulève l'utérus, tandis qu'avec la main droite placée sous le siège, il pétrit
les muscles sacro-lombaires. L'autre masseur, au contraire, opère
à l'extérieur sur la paroi abdominale, et associant et rythmant
leurs efforts, les deux praticiens se livrent à des frottements, à
des tiraillements et à des pétrissages de toute sorte.

On ne saurait trop flétrir de pareilles manœuvres, et mon
élève le docteur Léon Petit, dans sa communication sur le massage de l'utérus, fait à la Société de médecine pratique, a bien
montré combien étaient inutiles et dangereuses de pareilles pratiques (1) qui appartiennent plus au domaine de l'onanisme
qu'à celui de la thérapeutique. Aussi malgré les faits cités par
les partisans du massage utérin, et en particulier par Reeves
Jackson, à New-York, et Norström, à Paris, je vous prie de ne
pas employer de pareils procédés.

Outre tous les inconvénients moraux qui résultent de ce *tri-
potage* des parties génitales à deux ou à quatre mains, et sur
lesquels je n'ai pas besoin d'insister, il est une règle, qui s'im-

---

(1) Léon Petit, *Du massage de l'utérus en obstétrique et en gynécologie* (*Journal de médecine de Paris*, 16 mai 1886).

pose dans presque toutes les affections utérines, c'est le repos de l'organe.

Mon maître Bernutz a insisté avec juste raison sur ce fait, c'est que dans la plupart des maladies utérines, c'est le repos de l'organe et de la fonction qui amène la guérison, et c'est aller contre cette règle que d'introduire sa main dans le vagin et d'y exercer des pressions ou des frictions, plus ou moins légères qui excitent et congestionnent les parties génitales. Aussi malgré les seize observations favorables publiées récemment par Paul Profanter (1), où le massage appliqué à la cure soit des déplacements et des prolapsus, soit des engorgements utérins ou périutérins aurait amené la guérison, je persiste à croire que cette méthode a dans la cure de ces affections plus d'inconvénient que d'avantage, et je passe maintenant à l'application du massage à la chirurgie.

Je serai bref sur ces applications chirurgicales, et ne m'occuperai particulièrement que du traitement de l'entorse par le massage. Je dois vous rappeler cependant que le massage jusqu'alors réservé en chirurgie aux maladies articulaires a été appliqué, dans ces dernières années, au traitement des fractures, et cela sous l'influence de Schode (de Hambourg), de Meuzel (de Trieste), de Mezger et Tilanus (d'Amsterdam), et surtout celle de Lucas-Championnière qui, en juillet 1886, communiquait à la Société de chirurgie les heureux résultats que l'on obtenait dans les fractures par le massage. *Applications chirurgicales. Du massage dans les fractures*

Berne, qui a été l'un des premiers à conseiller en France le massage dans le traitement des fractures, et dont les travaux sont même antérieurs à ceux de Lucas-Championnière, veut que les fractures du radius, du péroné, à leurs extrémités inférieures, celle du coude et de la rotule, soient surtout tributaires de cette méthode ; il considère l'application d'un appareil, facile à enlever au moment du massage, comme des plus utiles et ne s'opposant nullement au prompt retour des fonctions (2). Tout récemment encore, le professeur Masse (de Bordeaux) revenait sur ce sujet et signalait tous les bénéfices de la massothérapie qui s'opposent aux effets désastreux de l'immobilisation imposée

(1) Paul Profanter, *Die Massage in der Gynækologie*, Wien, 1887.
(2) Berne, *Technique du traitement des fractures par le massage* (*Revue générale de clin. et de thér.*, juin 1887, nᵒˢ 18 et 20, p. 264 et 292).

autrefois par les appareils de contention appliqués dans ces cas (1).

Du massage
dans l'entorse. L'entorse est une des affections chirurgicales dans lesquelles l'application du massage donne les meilleurs résultats. D'abord pratiqué par les rebouteurs, les dames blanches, les souffleurs d'entorses, etc., le massage est aujourd'hui appliqué dans la cure de l'entorse par tous les médecins, et les travaux d'Ellaume, de Lebatard, de Mervy, d'Estradère, de Rizet, etc., montrent toute l'importance de cette méthode.

Tous les cas d'entorses simples ou compliquées, sauf bien entendu celles où il existe une fracture articulaire, et nous avons vu aujourd'hui même que cette réserve n'existe plus, sont tributaires du massage. La guérison est d'autant plus prompte et plus assurée que le massage est appliqué plus près du début de l'accident, et l'on a pu voir après la première séance de massage, les malades qui ne pouvaient se tenir debout, marcher et retourner à pied chez eux.

Mais il est bon de bien établir le diagnostic, et ce fait nous explique la cause des succès et des insuccès des rebouteurs qui appliquent le massage à toutes les maladies des articulations, qu'il s'agisse d'entorse ou de tumeur blanche. Dans le premier cas, on comprend les résultats merveilleux qu'ils retirent du massage, et, dans le second, les terribles conséquences qui en résultent.

Il faut donc, messieurs, que vous connaissiez d'une façon parfaite les manœuvres du massage dans l'entorse. Toutes celles qui ont été conseillées jusqu'ici peuvent se résumer à trois procédés : celui de Lebatard, celui de Girard et enfin celui de Magne.

Procédé
de
Lebatard. Dans le procédé de Lebatard, on saisit le talon du pied malade dans la paume de la main du côté opposé, puis on fait basculer de bas en haut et d'arrière en avant le pied en exerçant une forte traction sur le tendon d'Achille. Dans cette manœuvre, le pouce de la main s'étend le plus possible sur tout le gonflement tibio-tarsien, et s'efforce de ramener en arrière de la malléole externe tous les tissus qui en sont le siège. La main opposée exécute des mouvements analogues sur la malléole interne,

---

(1) Masse, *Traitement des fractures par le massage* (*Gaz. hebd. des sc. méd. de Bordeaux,* 3 juillet 1887, n° 27, p. 299).

puis, lorsque les malléoles ont repris leur forme naturelle, les doigts, par des pressions sur le tendon d'Achille, tendent à dé-gager ce tendon.

Le procédé de Girard est moins brutal que celui de Leba-tard ; il consiste dans les effleurements avec le bout des doigts ; après dix ou quinze ou même vingt minutes, on passe au deuxième temps qui comprend un pétrissage des parties péri-malléolaires que l'on fait de bas en haut de l'extrémité des orteils jusqu'au tiers supérieur du tibia, puis on termine par quelques mouvements de l'articulation. *Procédé de Girard.*

Le procédé de Magne, adopté par Estradère, est intermédiaire entre les deux. On commence par des frictions dont on augmente graduellement l'intensité; au bout de trente à quarante mi-nutes, on fait mouvoir l'articulation comme dans le procédé Le-batard, puis on termine par un massage de quinze à vingt mi-nutes. La durée totale de l'opération est de près de deux heures. *Procédé de Magne.*

Comme vous le voyez, messieurs, cette pratique du massage est des plus simples, elle réclame du médecin d'abord un bon diagnostic, puis de l'énergie, enfin de la patience.

Busch, qui a fait dans le *Ziemsen's Handbuch* un bon travail sur le massage, veut que dans l'entorse ces manœuvres aient les trois buts suivants : d'abord, de ramener toutes les parties dans leur situation normale, et il rappelle à cet égard la pra-tique d'un de nos chirurgiens, Ravaton, qui, dans les cas d'en-torse, faisait écarter par des hommes vigoureux les deux sur-faces articulaires, et appliquait alors les mains en bracelet autour de l'articulation ainsi distendue. Le second effet du mas-sage est de diminuer et de faire disparaître le spasme muscu-laire qui accompagne toujours la distorsion articulaire; ici, ce sont les pétrissages de ces muscles qui agissent le plus efficace-ment contre cet état spasmodique. Enfin, le troisième effet con-siste dans la disparition de l'épanchement sanguin qui accom-pagne les entorses et qu'on fait disparaître par des frictions qui vont de l'extrémité du membre vers sa racine.

Quant aux résultats obtenus, les statistiques sont des plus favorables et dans celles qui ont été données par Mullier et Mol-ler on voit que, tandis que l'immobilisation et la glace obtiennent la guérison de l'entorse en une moyenne de vingt-cinq jours, c'est en neuf jours que le résultat est obtenu par le massage. *Résultats du massage dans l'entorse*

Dans l'armée prussienne où le massage est obligatoire dans un certain nombre d'affections, et en particulier dans l'entorse, les médecins militaires dans leurs rapports semestriels, doivent faire connaître les résultats obtenus par cette méthode. Si on s'en rapporte à cet égard aux communications de Starke, Gassner, Brurberger, Gerst, Körner, on voit que la durée moyenne des entorses où l'on n'a pas employé le massage a été 27,3 jours et avec le massage de 8,9 jours, ce qui constitue un bénéfice de 18,4 jours pour les entorses traitées par la massothérapie. Il serait à désirer que cette même pratique devînt obligatoire pour les médecins de notre armée.

Je dois reconnaître cependant que mon collègue et ami le docteur Marc Sée considère la compression faite avec une bande élastique comme donnant dans l'entorse des résultats supérieurs à ceux du massage (1).

Avant de passer aux applications du massage à la médecine, je vous dois quelques indications sur les bénéfices qu'a tirés l'oculistique de la massothérapie. Dans les kératites, les opacités de la cornée et même dans le glaucome, les massages circulaires faits à l'aide de la paupière que l'on saisit près de son bord ciliaire, bord que l'on promène rapidement sur le globe oculaire, en faisant avec lui des frictions rectilignes ou circulaires, donneraient, suivant Donders, Pagenstecher, Klein, Mauthner, les meilleurs résultats.

Applications médicales. J'arrive aux applications médicales du massage. Ces applications sont des plus nombreuses et nous les diviserons, si vous le voulez bien, en plusieurs groupes; d'abord le massage dans le traitement de la douleur, puis dans les affections articulaires et musculaires, ensuite dans les névroses, et enfin dans certaines affections viscérales.

Du massage dans les névralgies. Comme je vous l'ai déjà dit, c'est par un mouvement instinctif que l'homme s'efforce de soulager la douleur par la friction, et l'on a vu dans certaines formes de tics douloureux de la face ou de sciatiques rebelles, les malades s'entamer la peau à la suite de ces frictions énergiques ; on a régularisé et méthodisé cette pratique et je vous parlerai ici surtout de ce mode de traitement dans la sciatique et la migraine.

C'est Schreiber qui nous donne à l'égard du traitement de la sciatique les règles les plus précises. Le traitement de la sciatique,

(1) Marc Sée, *De l'entorse et de son traitement.* Paris, 1884.

tel que l'entend Schreiber, comprend des massages, l'application de certains appareils et enfin des mouvements passifs (1).

Les appareils se composent d'un chevalet, d'un lit mécanique et de solives. Le chevalet est un appareil très simple et se compose de deux montants percés de trous et qui permettent d'élever à des hauteurs variables une poutre horizontale. La figure ci-jointe vous montre les dispositions de ce chevalet (voir fig. 2).

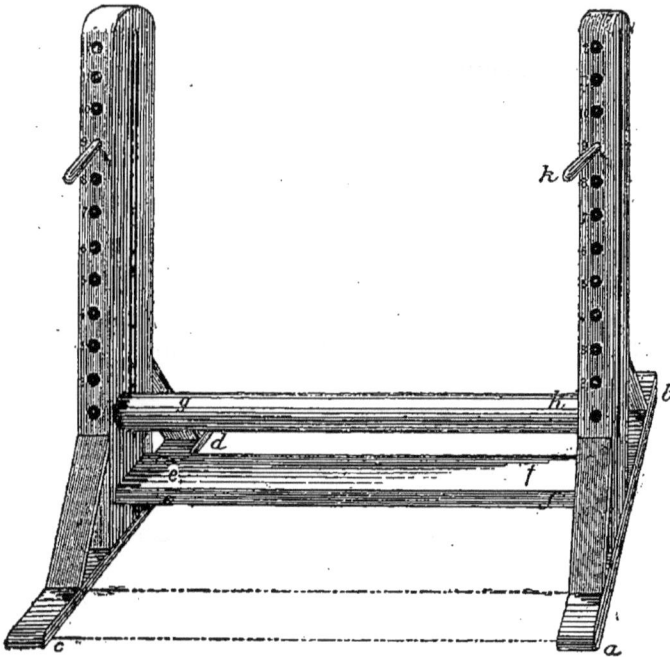

Fig. 2.

Quant au lit ou banc (voir fig. 3), il est d'une construction très facile, et j'en reproduis ici le dessin qu'en donne Schreiber : il se compose, comme vous pouvez le voir, de différents segments que l'on élève ou que l'on abaisse à volonté à l'aide de crémaillères; on place le malade sur ce lit, comme le montre le dessin de la figure 4. Quant aux poutres, elles ont 1 mètre de long, 6 centimètres d'épaisseur et 12 centimètres de large.

Voici comment l'on utilise l'ensemble de tous ces moyens mécaniques associés à ce massage pour la cure de la sciatique. Je

(1) Schreiber, *Traité pratique du massage et de la gymnastique médicale.* Paris, 1884.

ne vous en ferai pas ici l'énumération par jour, comme Schreiber, qui a fixé minutieusement les manœuvres jusqu'au trente-
deuxième jour, mais je vais vous en donner un rapide aperçu :

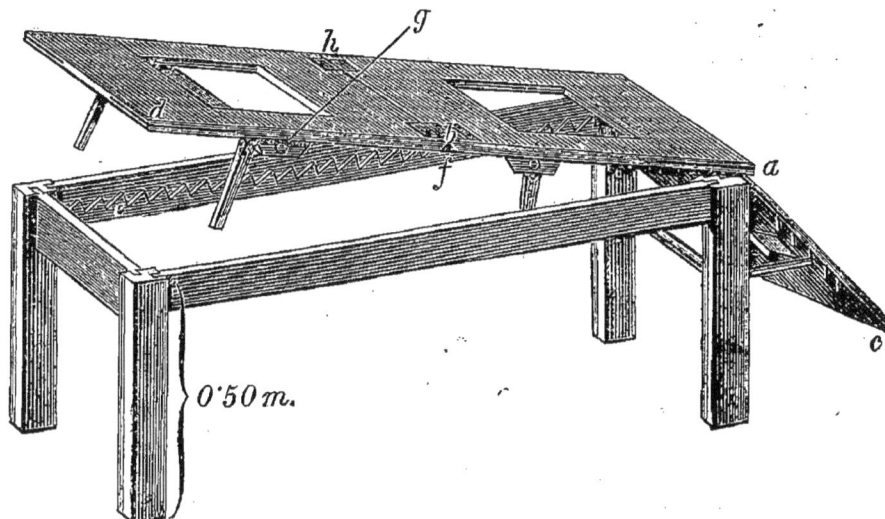

Fig. 3.

Le premier jour, on place le malade devant le chevalet, puis,
après avoir placé la barre de bois au plus bas des deux montants,
c'est-à-dire près du sol, on dit au malade de placer le pied de la

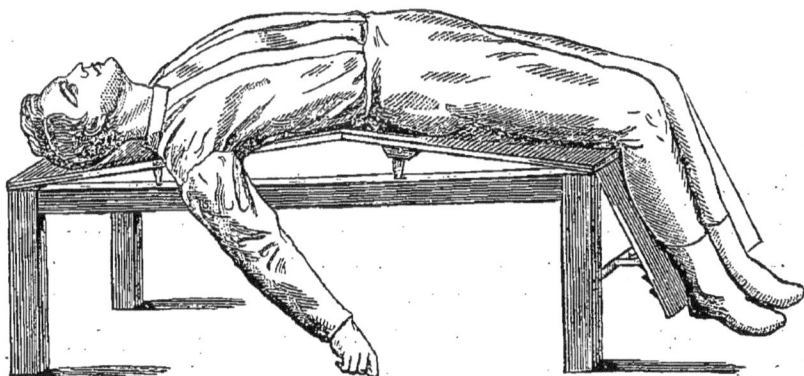

Fig. 4.

jambe atteinte sur la barre transversale, soit en se tenant aux
deux montants, soit sans se servir de cet aide, et s'il ne peut y
arriver, le médecin prend le pied du malade et le dépose sur la
barre transversale ; on renouvelle cette manœuvre dix fois.

Puis on place le malade sur le lit spécial comme le montre la figure 4, et on lui fait exécuter des mouvements passifs qui consistent à fléchir les cuisses sur le tronc et à élever la jambe sur la cuisse ; on renouvelle ces mouvements une vingtaine de fois. Enfin, on fait un massage très doux qui consiste le premier jour en de simples effleurements sur les points les plus douloureux.

Le second jour, on renouvelle les manœuvres en insistant davantage sur le massage, et on commence alors à pétrir les muscles douloureux. Quant aux mouvements passifs, on écarte la cuisse de la ligne médiane.

Puis, les jours suivants, on augmente les mouvements d'une façon progressive et on élève la poutre du chevalet de manière que le malade ait à atteindre avec le pied une hauteur de plus en plus grande.

A la fin de la première semaine, on fait agenouiller le malade avec une jambe sur un petit banc et on commence les exercices avec les poutres dont je vous ai déjà donné les dimensions.

On les place sur le sol, à intervalles réguliers, et on fait marcher le malade dans l'intervalle des poutres en évitant que le pied ne les choque. Enfin, comme mouvements passifs, vous faites exécuter des mouvements de rotation à la cuisse malade.

Tel est le traitement mécanothérapique et massothérapique de Schreiber ; il est, comme vous le voyez, un peu compliqué et un peu prolongé, il ne peut donc s'appliquer qu'aux cas de sciatique rebelle, à ceux qui ont résisté aux pointes de feu ou aux pulvérisations de méthyle, aussi je ne saurais trop vous le recommander dans ces sortes d'affections.

Cette pratique du massage est applicable à toutes les autres névralgies, mais les manœuvres sont variables suivant leur siège, et parmi ces affections douloureuses, je vous signalerai surtout les bons effets du massage dans le traitement de la migraine. Ce sont surtout ici les muscles de la tête que l'on masse, et ce massage se fait avec la pulpe des doigts ; c'est la *pulpation* de Laisné, qui se compose d'une série de tapotements comme si l'on jouait du piano sur les différents points de la tête. Il faut une certaine dextérité pour exécuter cette manœuvre qui, si l'on en croit les expériences de Romberg, de Dubois-Reymond et surtout du docteur Weiss, donnerait d'excellents résultats.

Traitement de la migraine par le massage.

Nostrôm, qui s'est occupé tout particulièrement de cette question du massage dans la migraine, veut que cette migraine dépende de noyaux d'induration résultant d'une myosite aiguë ou

chronique, placés en voisinage des branches du nerf trijumeau.
Aussi recommande-t-il de faire porter ce massage exclusivement
sur ces foyers d'induration que l'on doit rechercher avec le plus
grand soin. C'est là la pratique adoptée par Mezger et ses élèves (1).

Lucas Pardington est revenu encore tout récemment sur ce
traitement de la migraine par le massage, et il a signalé l'exemple d'un homme de vingt-six ans atteint d'hémicranie grave et
rebelle à tous les moyens de traitement, qui fut guéri en trois
jours par des séances de massage de vingt minutes sur tous les
points de la tête et du cou affectés (2).

Traitement des affections articulaires par le massage Pour les affections articulaires, on peut dire que toutes rai-
deurs articulaires, arthrite chronique, engorgement périarti-
culaire, synovite chronique, rhumatisme sous toutes les formes,
sont tributaires d'un traitement par le massage.

Il est bien entendu que la massothérapie ne doit intervenir
qu'à une période donnée de la maladie, lorsque tous les phénomènes inflammatoires aigus ont disparu. Autant il est dangereux de masser une articulation atteinte de phlegmasie intense,
autant il est avantageux de le faire lorsque les symptômes inflammatoires tendent à disparaître, et vous voyez à chaque instant
dans notre service, grâce aux soins de notre élève Mlle Chappat,
les résultats remarquables que nous obtenons du massage dans
le traitement de ces suites de rhumatisme qui sont si longues et
si pénibles.

Ici l'action du massage est double, non seulement on ramène
le mouvement dans l'articulation, mais encore on dissout les
engorgements et les adhérences périarticulaires. Les manœuvres
en seront variables suivant les articulations, mais toutes auront le
même but : rétablir progressivement les mouvements articulaires
d'une part, et de l'autre ramener l'articulation à sa première
forme. Il en est de même des affections musculaires, atrophie et
contracture ; dans ces cas, le massage se montre supérieur à la
gymnastique.

Traitement des paralysies par le massage. Dans son intéressant travail sur le massage, William Murrel
insiste longuement sur les bénéfices que l'on peut tirer du mas-
sage dans la paralysie infantile, l'ataxie locomotrice, et enfin dans
la crampe des écrivains.

(1) Nostrom, *Traitement de la migraine par le massage*, Paris, 1885.
(2) Pardington, *Traitement de la migraine par le massage* (the *Prac-
titioner*, 1887).

C'est à Wolf (de Francfort-sur-le-Mein) que l'on doit les préceptes du massage dans le traitement de la *crampe professionnelle*. Wolf n'est pas médecin, c'est un professeur de gymnastique, et la méthode qu'il préconise consiste en massage et en manœuvres de gymnastique. Pour le massage, il conseille surtout les frictions et les tapotements. Quant à la gymnastique, elle est active et passive ; pour la gymnastique active, ce sont les mouvements brusques qu'exécutent les malades les mains tantôt ouvertes, tantôt fermées, et qui se prolongent pendant une demi-heure ; ces séances sont renouvelées trois fois par jour. Les mouvements passifs consistent dans la distension forcée ou plutôt l'élongation des muscles de l'avant-bras ; cette élongation est faite par le malade lui-même qui la renouvelle jusqu'à trois et quatre cents fois par jour. Si l'on en croit Romain Vigouroux, ce traitement ferait disparaître la crampe des écrivains en une quinzaine de jours (1).

Du massage dans la crampe des écrivains.

J'ajouterai que pour le symptôme crampe, quelle qu'en soit d'ailleurs la cause, le massage paraît souverain, et vous devrez employer surtout ici le pétrissage des muscles et le tapotement.

La paralysie agitante serait elle-même tributaire d'un traitement par le massage, et Berbez signalait récemment à la Société de thérapeutique les résultats favorables qu'il aurait obtenus de ce moyen dans la maladie de Parkinson (2). Sur onze cas de maladie de Parkinson, neuf malades auraient été améliorés, ce qui est beaucoup quand on songe à l'incurabilité presque absolue de cette maladie. Le manuel opératoire se compose, dans ces cas, de frictions, de tapotements et de mouvements provoqués.

Du massage dans la paralysie agitante.

Les frictions consistent à prendre entre le pouce et les quatre doigts réunis le corps charnu du muscle et à le presser, en le *cirant* pour ainsi dire dans le sens de sa longueur de haut en bas et de bas en haut et cela pendant deux ou trois minutes sur le même muscle ou sur le même groupe de muscles.

Le tapotement consiste en flagellations faites vigoureusement et transversalement avec le bord cubital de la main sur les muscles.

Les mouvements provoqués doivent aller en augmentant, après

(1) Romain Vigouroux, *De la crampe des écrivains par la méthode de Wolf* (*Progrès médical*, 21 janvier 1882, n° 5, p. 37).

(2) Berbez, Société de thérapeutique, séance du 8 juin 1887.

une série de mouvements partiels correspondant au groupe musculaire que l'on vient de masser. MM. Berbez, car les deux frères se sont associés dans ces pratiques de massage, affirment que, par ces manœuvres, ils arrivent à combattre surtout la raideur qui est une sensation si pénible chez les malades atteints de maladie de Parkinson, raideur qui frappe surtout les muscles du cou et de la partie supérieure de la colonne vertébrale.

Du massage dans les névroses. Quant aux névroses, je ne reviendrai pas sur ce que je vous ai dit à propos du traitement de la chorée par la gymnastique, où l'on emploie plus souvent le massage que la gymnastique proprement dite, mais je veux insister sur l'hystérie, parce que le massage sert de base à une méthode de traitement de cette maladie dont on a parlé dans ces derniers temps sous le nom de méthode de Weir-Mittchell. Cette méthode est complexe et met en jeu l'isolement du malade, le repos absolu, l'emploi du massage et celui de l'électricité.

Traitement de Weir-Mitchel. Weir-Mitchell commence par isoler totalement ses hystériques du milieu qui les entoure et les met sous la surveillance d'une garde qui ne les quitte pas, puis il les condamne à un repos absolu et à une nourriture spéciale dont le régime lacté et les œufs forment la base. Enfin, il fait intervenir un massage généralisé et quelquefois l'électricité, mais ces deux moyens ne jouent dans ce traitement qu'un rôle absolument secondaire, puisqu'ils ne servent qu'à combattre les effets fâcheux de l'immobilité. Ce traitement a eu peu de partisans en France et il ne peut s'appliquer qu'aux cas extrêmes d'hystérie ; rien ne démontre, en effet, qu'il soit supérieur à celui que nous mettons en usage dans ces cas, l'isolement, l'hydrothérapie, et les exercices en plein air. Je reviendrai d'ailleurs sur tous ces points dans une de mes prochaines leçons sur l'hydrothérapie.

Du massage dans les affections générales. Il me reste maintenant à vous dire quelques mots du massage dans les affections générales. Dans les maladies du cœur, le massage vous rendra des services pour combattre les infiltrations séreuses ; il en sera de même pour les œdèmes dus aux affections rénales ; je me rappelle avoir vu un fait remarquable à cet égard.

Maladies du cœur et du rein. Il s'agissait de la femme d'un confrère, atteinte d'une néphrite albumineuse avec œdème considérable des membres inférieurs qui la condamnait à une immobilité absolue. Le massage fit disparaître l'œdème qui ne reparut plus, quoique l'albumine restât toujours en même quantité dans les urines.

Ici les effets du massage sont doubles, le massage agit d'abord localement et favorise la résorption des liquides épanchés, mais il agit aussi sur la nutrition générale, augmente l'excrétion de l'urée, et par cela même combat l'un des effets des altérations chroniques des reins.

De plus, j'ai montré à propos de l'action physiologique du massage que celui qu'on pratique sur l'abdomen augmente notablement l'excrétion des urines. C'est là un effet qui doit entrer en ligne de compte pour expliquer l'action favorable du massage dans les affections cardiaques et rénales.

Mon élève, le docteur Rubens-Hirschberg (1) (d'Odessa), a montré en effet que le massage de l'abdomen augmentait la quantité d'urine dans la proportion suivante : tel malade, qui n'urinait que de 1 500 à 1 800 centimètres cubes en vingt-quatre heures, voyait ce chiffre augmenter sous l'influence du massage jusqu'à 2 500 et même 3 000 centimètres cubes. Dans un cas particulier, ce chiffre s'est élevé de 2 000 à 5 000 centimètres cubes.

Enfin, dans les affections abdominales, constipation et dilatation de l'estomac, on a vu le massage donner d'excellents résultats. *Affections abdominales.* Lorsqu'en effet on étudie les observations physiologiques de Chpolianski et de Gopadze, on voit que, par le massage, on active les fonctions d'assimilation du tube digestif et on favorise la marche du bol alimentaire. Les observations cliniques viennent à l'appui des faits constatés par la physiologie.

Pour la constipation, tout le monde est d'accord pour reconnaître que le massage donne de bons résultats. Berne (2) qui *Du massage dans la constipation.* a surtout insisté sur le massage abdominal, recommande d'y procéder de la façon suivante : après avoir pétri les téguments abdominaux, puis les muscles abdominaux, on presse doucement sur la région cœcale au moyen des extrémités palmaires des quatre derniers doigts, puis au moyen des poings fermés, on exécute un massage de tout le côlon. Berne veut que ce massage soit à la fois très doux et très profond. Il recommande de plus de faire uriner le malade avant le massage et d'examiner s'il n'existe ni tumeurs dans l'abdomen, ni calcul dans la vésicule du foie ;

(1) Rubens-Hirschberg, *Massage de l'abdomen. Bull. de thér.*, 1887, t. CXIII, p. 248.
(2) Berne, *Traitement de la constipation par le massage abdominal.* Paris, 1887.

la durée de chaque séance doit être de quinze à vingt minutes. Berne, outre l'action mécanique du massage, fait jouer un rôle notable à la sécrétion de la bile ; aussi conseille-t-il de joindre aux manœuvres précédentes des pressions douces au niveau de la vésicule biliaire.

Massage dans la dilatation de l'estomac. Pour les affections stomacales, et en particulier pour la dilatation de l'estomac, le massage donne d'excellents résultats. Depuis plus d'un mois que vous voyez dans notre service le docteur Hirschberg pratiquer le massage, chez la plupart de nos dilatés de l'estomac, vous avez pu voir le bénéfice notable qu'en tirent nos malades, leur digestion s'active, leur clapotement stomacal diminue, leur poids augmente, et cela dans de très notables proportions. C'est donc là une pratique que vous devrez employer en pareil cas. Voici comment le docteur Hirschberg veut que l'on procède dans le massage de l'estomac :

Ayant déterminé, par la percussion et par les limites du clapotement, la ligne inférieure de l'estomac, on produit par la paume d'une ou des deux mains des pressions d'abord légères, puis de plus en plus fortes, en les dirigeant de la partie inférieure et gauche de l'estomac vers le pylore. Puis, en appuyant la pulpe des doigts écartés sur la limite inférieure et gauche de l'estomac, on produit une pression légère en dirigeant les doigts vers la région du pylore. Ces pressions, comme les précédentes, doivent être d'abord très faibles et augmenter progressivement. C'est une espèce de « kammgriff », et dans les cas où les parois abdominales sont minces, on peut remarquer que ces mouvements provoquent de très fortes contractions de l'estomac. On exécute les pressions et le « kammgriff », pendant cinq à huit minutes, puis on fait du pétrissage et des malaxations de l'estomac. En enfonçant les doigts le plus profondément possible, on cherche à pétrir lentement et légèrement les parties saisies en dirigeant les mains de bas et de gauche en haut et à droite.

Massage dans l'amygdalite. Je ne veux pas terminer sans vous signaler aussi les avantages que l'on retire du massage dans les amygdalites chroniques. En exerçant sur l'amygdale tuméfiée, des pressions et des frictions avec le doigt, tandis que la main opposée est placée sur la partie extérieure du cou, on obtient souvent, comme l'a vu Maurel, la disparition de l'engorgement amygdalien.

Telles sont les indications rapides que je voulais vous fournir sur le massage. Je crois que ces indications vous seront précieuses, car elles vous rendront dans votre pratique de grands services ; pour ma part, je n'ai eu souvent qu'à me louer de les avoir mises en usage.

Dans la prochaine leçon, nous étudierons un des agents puissants de l'hygiène thérapeutique mis souvent en pratique concurremment avec la gymnastique et la massothérapie ; je veux parler de l'hydrothérapie.

SEPTIÈME CONFÉRENCE

DE L'HYDROTHÉRAPIE.

MESSIEURS,

Je me propose de consacrer à l'hydrothérapie quatre confé- Historique de l'hydrothérapie. rences : dans l'une, j'exposerai l'historique de l'hydrothérapie ; dans la seconde, nous étudierons ses effets physiologiques et ses méthodes d'application ; dans la troisième, nous examinerons les bénéfices que l'on est en droit d'en tirer dans la cure des maladies chroniques ; enfin dans la quatrième et dernière, nous nous occuperons d'un des points les plus discutés de l'hydrothérapie, je veux parler de l'application de l'eau froide à la cure des maladies fébriles aiguës.

Comme la kinésithérapie, comme la massothérapie, l'hydro- Période préhistorique. thérapie se retrouve à l'origine même de tous les peuples, c'est là une pratique populaire appliquée au seuil même de l'histoire du genre humain. Nous voyons même aujourd'hui les tribus qui vivent comme vivait l'homme préhistorique, à l'âge de pierre, utiliser l'eau froide. C'est ainsi que les Fuégiennes se précipitent dans la mer immédiatement après leur accouchement.

Cette tradition populaire du bain froid considérée comme pouvant faire disparaître les souillures dont le corps est imprégné, nous la voyons même se transmettre d'âge en âge, et cela sous la forme de pratique religieuse ; l'Hindou qui se plonge dans les eaux sacrées du Gange ou dans les lacs sacrés qui entourent ses temples, les bains de purification ordonnés par la loi de Moïse et par le Talmud, le baptême par immersion de la religion chrétienne, les ablutions exigées par la loi de Mahomet ne sont-ils pas des preuves certaines de cette tradition ?

Floyer a même soutenu, au dix-septième siècle, que l'on devait le grand nombre de rachitiques et de scrofuleux que l'on voyait à cette époque, à l'abandon de la pratique des anabaptistes et des baptistes qui, fidèles aux traditions de l'église primitive, avaient maintenu dans leurs rites le baptême par immersion.

Période fabulique. — Dans l'histoire du peuple grec, nous trouvons aussi les traces de ces traditions populaires dans la période fabulique de cette histoire; c'est ainsi que Mélanape guérit les trois filles de Prétus, roi d'Argos, en les plongeant dans l'eau de l'Anigrus après une course de dix lieues. Les temples d'Hercule où l'on puisait la force dans des immersions d'eau froide représentaient cette même idée populaire sur l'action de l'eau froide.

Période grecque. — Il faut arriver aux Asclépiades, et en particulier au père de la médecine, à Hippocrate, pour avoir des données scientifiques sur l'action de l'eau, et vous trouverez dans le traité des airs, des eaux et des lieux, dans le traité de l'usage des liquides, dans celui de la diète salubre et du régime, des indications précises sur l'emploi de l'eau en thérapeutique.

Période latine. — Mais c'est dans la période latine qu'apparaissent les deux fondateurs de l'hydrothérapie, ce sont Musa et Charmis. Musa était, comme tous les médecins latins, d'origine grecque ; médecin d'Auguste, il se rendit célèbre en guérissant son impérial client d'une maladie de foie en le traitant par les bains froids, et vous trouverez dans Suétone ce fait signalé, en ces termes :

Musa. —

Destillationibus fecinore vitiato, ad desperationem redactus, contrariam et ancipitem rationem medendi necessario subiit, quia calida fomenta non proderant, frigidis curari coactus acutore Antonio Musa (1).

Auguste récompensa splendidement son médecin, et, outre une somme considérable d'argent, il lui donna l'anneau d'or qui lui conférait l'ordre équestre, et lui éleva même des statues.

La méthode de Musa consistait à faire des affusions d'eau froide à la suite de bains chauds et de bains de vapeur. Horace, sur l'ordonnance et les conseils de Musa, dut abandonner les eaux chaudes de Baïa pour venir à Clusium, y suivre le traitement des affusions par l'eau froide. On a discuté longtemps et on discute encore pour savoir si Marcellus, traité aussi par Musa, dut sa mort à cette méthode, mais c'est Charmis qui mit le plus de rigueur dans les applications de l'hydrothérapie.

Charmis. — Charmis était né à Marseille, mais il exerçait à Rome, et Pline

---

(1) Suétone, *Octave-Auguste*, 81.

nous trace le tableau des sénateurs romains grelottant sous l'influence des bains froids que Charmis leur ordonnait. Si Charmis était très rigoureux dans l'application de sa méthode, il se montrait, d'après Pline, très avide d'argent ; il réclama 200 000 sesterces (plus de 40 000 francs) comme honoraires, à un malade venu de province pour suivre ses conseils. Comme Musa, Charmis vivait au premier siècle de notre ère.

Les pratiques hydrothérapiques imaginées par Musa et exagérées par Charmis, donnèrent lieu à de très nombreuses discussions, et cent cinquante ans plus tard, Galien nous donne un aperçu de toutes ces discussions par les nombreuses divisions qu'il établit entre les adversaires et les partisans de l'hydrothérapie.

Suivant le médecin de Pergame, les médecins de son époque se divisaient en *hydrophiles* et *hydrophobes*. Les hydrophiles se divisaient eux-mêmes en *psychrophiles* (amis de l'eau froide) et les *thermophiles* (amis de l'eau chaude). Ces premiers, les psychrophiles, admettaient trois divisions : les *psychrolites* (partisans des bains froids), les *psychropotes* (amis des boissons froides) et les *psychropantes* (amis de ces deux modes d'administration).

D'ailleurs, Galien se montre partisan des bains froids, mais il en combat l'exagération. Il insiste sur l'utilité qu'on peut tirer de l'emploi de l'eau froide en boisson dans la cure de la fièvre, et il veut que l'on fasse des ablutions d'eau froide sur la tête, tandis que le reste du corps est plongé dans l'eau tiède.

Cœlius Aurelianus, qui vivait, si jamais il a existé, au quatrième siècle de notre ère, signale aussi un nouveau mode de l'emploi de l'eau froide, c'est l'application d'éponges trempées dans l'eau froide sur l'estomac des mélancoliques ; nous verrons cette pratique remise en usage de nos jours.

Vous trouverez aussi dans Ætius et dans Alexandre de Tralles, des citations prouvant que ces médecins utilisaient les lotions et les aspersions d'eau froide dans la fièvre. Il est bien entendu que vous trouverez aussi dans la grande compilation d'Oribase, que je vous ai maintes fois citée, tout ce que l'antiquité connaissait sur l'emploi des bains froids.

Puis arrive la période du moyen âge, et comme pour tout ce qui a trait aux arts et aux sciences, tout disparaît dans cette époque de barbarie pendant un millier d'années, et il faut atteindre le

Moyen âge.

milieu du seizième siècle pour retrouver les traces des pratiques hydrothérapiques appliquées à la cure des maladies.

Chose étrange, l'école arabe, qui pendant cette période du moyen âge recueille la tradition antique et pour laquelle la religion imposée par Mahomet rendaient obligatoires les ablutions répétées d'eau froide, n'ont pas fait passer ces ablutions du domaine religieux dans celui de la médecine. Seul, Razès conseille dans le traitement de la variole les bains froids. Razès, dont le nom vrai était Bou-Bekr-Mohammed-Ben-Zakarya-Errazy, outre les bains froids dans la variole, ordonne les bains astringents et les boissons froides contre les métrorrhagies, et l'eau de rose glacée contre les brûlures.

Renaissance. Au seizième siècle, c'est-à-dire au moment de la renaissance, on s'occupe peu de l'application de l'eau froide. Cependant je dois vous signaler, en Italie, Mercurialis, le rénovateur de la gymnastique, qui n'a garde d'oublier les affusions froides et les bénéfices qu'on en retire, et en Espagne, Nicolas Mordane, qui insiste longuement sur l'usage de l'eau froide et de la neige. En France, Ambroise Paré applique l'eau froide à la chirurgie, et montre les bénéfices que l'on peut tirer de l'irrigation dans le traitement des plaies.

Dix-septième siècle. Mais il faut arriver au dix-septième siècle, et à la fin de ce siècle en 1697, pour que toutes ces idées éparses sur les avantages de l'eau froide se résument dans un ouvrage entièrement consacré à l'hydrothérapie, et c'est un médecin anglais, Floyer (1), qui Floyer. est l'auteur de ce traité. Floyer établit même à Lichfeeld, où il exerçait la médecine, le premier établissement d'hydrothérapie qui se composait de deux pièces contiguës. Dans l'une, on obtenait la sudation à l'aide de couvertures chaudes dont on entourait le patient, dans l'autre on appliquait l'eau froide.

Dix-huitième siècle. Au dix-huitième siècle, toutes ces idées sur l'emploi de l'eau froide prennent plus de corps, et l'on voit dans les différents pays de l'Europe cette question de l'emploi de l'eau froide s'agiter entre les médecins. C'est en Italie que la lutte paraît la plus vive. C'est ce qui a fait écrire à un historien de l'époque cette phrase étrange : « que l'eau froide met toute l'Italie en feu ». Cette pratique avait été importée en Italie par deux moines espagnols qui ordonnaient l'ingestion, pour le traitement des ma-

(1) Floyer, *An Inquiry into the right use of baths.* London, 1697.

ladies, de 6 à 40 verres d'eau glacée, et des frictions avec la glace.

En Allemagne, les Hahn jettent les bases de l'hydrothéra- Les Hahn. pie. Le père des Hahn, Sigismond Hahn, qui était né à Schewid- nitz, dans cette Silésie qui devait donner naissance un siècle plus tard à Priessnitz, était un partisan convaincu de l'eau froide à l'intérieur et à l'extérieur ; mais c'est surtout son fils Johann Sigismond qui a établi, on peut le dire, les principes de l'hy- drothérapie moderne dans un ouvrage qu'il fit paraître en 1743; non seulement il appliquait l'eau froide au traitement des affec- tions chroniques, mais encore aux affections aiguës et aux fièvres exanthématiques, et en particulier dans la variole, dans la rou- geole, dans l'érysipèle, etc. Son frère Johann Gottfried von Hahn, qui exerçait à Breslau et que le roi de Prusse anoblit en 1717, a beaucoup moins fait que son frère pour l'hydrothérapie et n'a signalé que les résultats de sa pratique.

A cette même époque, on voit paraître le premier travail fait par un médecin russe, sur l'emploi de l'eau froide que le peuple russe met en usage de temps immémorial, et nous devons ce travail à un médecin de l'impératrice Catherine II, Samoïlowitz, qui emploie avec succès les lotions glacées dans le traitement de la peste qui sévit à Moscou en 1771.

La France ne reste pas inactive dans ce mouvement scienti- fique qui porte les médecins à utiliser l'eau froide ; les chi- rurgiens, reprenant la pratique d'Ambroise Paré, conseillent l'emploi de l'eau froide dans le traitement des plaies, et Récol- lin, Pibrac, de la Martinière, Louis, Poutier, Mopelier, Cham- peaux, Chambon, suivent l'exemple de Lamorier (de Mont- pellier) et de Guérin (de Bordeaux), qui, tous deux (en 1732), vantent les effets de l'irrigation continue dans le traitement des plaies. Trois médecins militaires, Lombard, Percy et Larrey, l'introduisent définitivement dans le traitement des plaies par armes à feu.

Mais c'est Pomme qui se montre le plus ardent propagateur et Pomme. le prosélyte le plus fougueux de l'hydrothérapie. Toutes les ma- ladies du système nerveux sont pour lui des affections vapo- reuses, et il les soumet toutes à un traitement uniforme qui consiste à plonger ses malades pendant six, douze et quelquefois vingt-quatre heures dans des bains qu'il maintient à une tem- pérature constante de 10 degrés, en y ajoutant de la glace. Pour

Pomme, toutes les maladies vaporeuses dépendent du relâchement des nerfs, et il combat le racornissement des nerfs par
l'infiltration aqueuse de ces nerfs qui les relâche. Pomme, outre
les bains froids, soumet ses malades à un régime des plus débi-
litants, et ne leur ordonne que du lait, de la tisane d'orge et
du bouillon de poulet.

Currie.   Mais c'est encore, comme au siècle précédent, à l'Angleterre
que l'on doit l'impulsion la plus scientifique et la plus clinique
des applications de l'eau froide à la médecine, et cela grâce aux
travaux de Currie. Currie avait été précédé dans cette voie par
Wright (1) qui, dans une traversée de la Jamaïque en Angleterre, avait observé sur lui-même les bons effets de l'eau froide ;
atteint d'un accès de fièvre pernicieuse, il se guérit en se faisant
jeter sur le corps trois seaux d'eau salée, et il appliqua désormais ces ablutions d'eau froide au traitement des fièvres et en
particulier au typhus, et publiait en 1797 la plupart de ces observations.

Currie, qui pratiquait à Liverpool, éclairé par l'expérience de
Wright, soumet les malades atteints de typhus au traitement
par l'eau froide, et rassemble cent cinquante-trois observations
dans lesquelles la guérison semble devoir être attribuée à l'action
de l'eau froide ; il pratiquait des affusions avec de l'eau de mer
ou de l'eau salée.

Mais où Currie se montre supérieur à tous ses devanciers,
c'est lorsqu'il jette les bases de l'action physiologique de l'eau
froide dans le processus fébrile et qu'il établit les premières expériences physiologiques pour étudier comment agit l'eau froide
chez l'homme sain et chez l'homme malade. Pour donner plus
de poids à ses observations, il fait usage du thermomètre qu'il
place soit dans la bouche, soit dans l'aisselle des malades, et
il se sert d'un thermomètre très sensible ou bien d'un thermomètre à maxima, de telle sorte qu'en même temps qu'il établit
les bases de l'hydrothérapie, il crée la thermométrie clinique.

L'œuvre de Currie est le travail de l'époque le plus considérable et le plus scientifique sur l'hydrothérapie, et, dans bien
des points, les recherches ultérieures n'ont rien diminué de la
valeur des observations faites par Currie (2). Dans ses ouvrages,

(1) Wright, *Medical Facts and Observations*. London, 1797.
(2) Currie, *As a Remedy*, in Currie, *Medical Reports on the effects of the
water cold and warm febrile diseases*. Liverpool, 1797.

où à chaque page il montre les bénéfices que l'on peut tirer de
l'emploi des affusions froides dans le traitement des affections fébriles, il se plaint de l'impuissance des efforts faits pour pro-
pager les méthodes utiles à la santé de l'homme. Le médecin
écossais ne se doutait pas de la vérité des paroles qu'il venait de
prononcer, puisque ses travaux devaient être à ce point ignorés
que plus de trente ans après sa mort on attribuait à l'empirique
Priessnitz, l'invention de l'hydrothérapie moderne.

Tout était donc pour ainsi dire oublié; et le grand effort de
Currie, auquel revient sans conteste la gloire d'avoir établi sur
des bases expérimentales et scientifiques l'emploi de l'hydrothérapie, n'avait amené aucun résultat lorsque, au commencement
du dix-neuvième siècle, apparut Priessnitz. Et ce que n'avaient
pu faire les efforts des médecins les plus célèbres pendant dix-
huit siècles, depuis Musa et Charmis jusqu'à Currie, un simple
cultivateur, un humble paysan l'accomplit, et, à partir de ce
moment, nous voyons définitivement l'hydrothérapie entrer dans
la pratique médicale, et cela à ce point, que de nos jours il
n'est pas un médecin, dans le monde entier, qui n'ait recours
journellement aux pratiques hydrothérapiques.

Je ne sais, messieurs, si vous êtes frappés comme moi de ce
fait attristant qui montre combien il faut d'années et d'efforts
multipliés pour qu'une pratique utile à la santé de l'homme
prenne définitivement droit de cité dans notre arsenal thérapeutique, et combien il faut de travaux et d'existences humaines
pour vaincre la routine et l'indifférence du public médical.

Mais avant de vous parler du guérisseur de Groefenberg et de Dix-neuvième siècle.
ses procédés hydrothérapiques, je dois vous dire quelques mots
d'un ouvrage qui eut quelque retentissement au commencement
de ce siècle. Je veux parler de l'ouvrage de Giannini (1) sur le Giannini.
traitement des fièvres par l'eau froide.

Le médecin de Milan adopte les idées de Currie et traite les
fièvres par l'eau froide, mais il substitue à la pratique de Wright
et de Currie, qui consistaient à faire des affusions d'eau froide,
des immersions dans un bain froid pendant lesquels il laissait
plonger les malades de dix à quinze minutes. Giannini applique
ce traitement à toutes les fièvres. Les bains froids dans les fiè-

(1) Giannini, *Della Natura delle febbri e del Meglior Methodo di cu-
rarle.* Milan, 1805.

vres intermittentes combattent l'accès et en particulier dans le typhus, et l'on peut dire qu'il a précédé ainsi, de plus de cinquante ans, Brandt dans l'application des bains froids au traitement de la fièvre typhoïde.

Priessnitz. Vincent Priessnitz était né le 4 juillet 1789, dans une des pauvres chaumières du village de Groefenberg, situé à 1 800 mètres d'altitude entre Glatz et Neiss, près de Friwaldau, dans les montagnes de la Silésie autrichienne. Esprit observateur, habitué depuis longtemps à se servir de l'eau à l'intérieur et à l'extérieur pour la cure des bestiaux placés sous sa garde, Priessnitz applique d'abord sur lui-même ce mode de traitement.

Renversé en 1816 par un cheval qu'il ne pouvait maîtriser, il reçut de graves contusions au bras gauche et eut deux côtes brisées. Le chirurgien consulté affirma que l'on ne pourrait jamais arriver à la consolidation de ces fractures de côtes. Priessnitz appuya sa poitrine contre l'angle d'une chaise, et retenant sa respiration fit reprendre aux deux côtes leur première direction ; il maintint le tout immobile par un bandage qu'il eut soin d'humecter constamment d'eau, et il guérit promptement. Priessnitz attribua à l'eau tous les bénéfices de la guérison, et on le voit alors, accompagné de son cousin Gaspard Priessnitz, parcourir les diverses localités de la Silésie, et guérir par les mêmes procédés les entorses, les fractures et la plupart des traumatismes qui frappaient dans cette contrée soit les hommes, soit les animaux.

Ces cures firent grand bruit et sa réputation se fit rapidement. Les montagnards, bien entendu, n'attribuèrent pas à l'eau les beaux résultats que Priessnitz en obtenait, et prétendirent que Priessnitz possédait une puissance secrète, presque diabolique ; aussi les médecins et les vétérinaires le dénoncèrent-ils et les curés le couvrirent-ils d'anathèmes.

Puis sa pratique grandit et ses méthodes d'application se perfectionnèrent, et l'on vit bientôt les malades accourir de toute part pour suivre la médication imposée par Priessnitz ; pour recueillir tous ces malades qui venaient de tous les points de l'Europe, on construisit des hôtels spacieux qui prirent la place des pauvres masures du village de Groefenberg. Le gouvernement autrichien, étonné des succès sans nombre qu'obtient le guérisseur de Groefenberg, nomme une commission médicale chargée d'examiner ces résultats, et la commission conclut à l'adoption de la méthode.

Comblé d'honneur, de fortune et de gloire, Priessnitz cependant ne paraît pas jouir de sa célébrité ; il entoure ses pratiques de formules bizarres pour éloigner les médecins qui accourent de toute part pour suivre et observer sa méthode de traitement, il s'isole de plus en plus et meurt sans laisser un écrit sur sa méthode et sans avoir formé d'élève digne de lui.

Priessnitz était guidé par des idées médicales fort étranges, puisqu'il n'était pas médecin et n'avait jamais appris la médecine. Pour lui, le corps représentait une éponge et les diverses maladies imprégnaient plus ou moins profondément cette éponge, et il suffisait pour guérir la maladie de laver cette éponge ; l'eau appliquée à l'intérieur et à l'extérieur atteignait ce but.

La pratique de Priessnitz comprenait plusieurs parties que nous devons examiner rapidement : c'étaient le régime, l'exercice et l'administration de l'eau froide à l'intérieur et à l'extérieur. Priessnitz proscrivait absolument tous les condiments, sauf toutefois le sel. Il tenait aussi à ce que les aliments fussent pris froids. Aucune boisson alcoolique n'était tolérée à Groefenberg ; le thé et le café étaient aussi proscrits. Quant à l'exercice, Priessnitz y tenait beaucoup, mais il repoussait les procédés de gymnastique ordinaire comme pouvant déterminer des accidents, et il leur préférait les exercices du charpentier. « A Groefenberg, tous les malades, dit Schedel, sont pourvus d'une scie, d'un chevalet et d'une hache ; les jeunes personnes, comme les hommes, sont obligées de fendre du bois. »

Quant à l'eau à l'intérieur, les malades, en vingt-quatre heures, buvaient au minimum 10 et au maximum 40 verres d'eau. Avant le déjeuner, on prenait de 4 à 6 verres d'eau, et 2 avant le dîner, le reste était pris entre les repas.

Avant d'appliquer l'eau froide, Priessnitz recourait à la sudation. Pour obtenir cette transpiration, Priessnitz recouvrait le malade de couvertures et d'édredons, une fois la sudation obtenue, on recourait alors aux applications d'eau froide. Ces applications étaient des plus variées. Il y avait d'abord le grand bain d'immersion, puis le bain partiel qui consistait à mettre le malade dans une baignoire contenant une grande quantité d'eau et à le frictionner avec cette eau ; puis des bains partiels, enfin les draps mouillés et les compresses d'eau froide. Priessnitz usait peu de la douche et ne se servait que de la douche en colonne.

Tel était le traitement complexe employé par Priessnitz et

que son génie inventif avait su varier à l'infini ; il suffit de se reporter à l'ouvrage de Scoutetten pour voir que les malades entre les mains de Priessnitz étaient occupés depuis quatre heures du matin en été et cinq heures en hiver jusqu'à dix heures du soir, à suivre les prescriptions multiples de l'empirique de Groefenberg. A partir de ce moment, l'hydrothérapie devient une pratique courante dans les différents pays de l'Europe.

En France, c'est Baldau (1) qui, en 1840, étudie les méthodes de Priessnitz, et fonde à Paris le premier établissement hydrothérapique au château de l'Arcade; puis c'est Scoutetten (2) qui nous fait connaître (1843) la pratique suivie à Groefenberg. Ensuite, c'est Schedel (3) qui, en 1845, fait paraître son ouvrage sur l'hydrothérapie, et enfin Lubanski (4), qui, en 1847, publie les observations qu'il recueillait à l'établissement hydrothérapique qu'il venait de fonder à Pont-à-Mousson. Enfin, Paul Vidar fonde le grand établissement de Divonne, Macario, celui de Lyon, Bottentuit celui de Rouen, et Delmas celui de Bordeaux, et l'on voit ainsi un grand nombre de villes de France posséder des établissements hydrothérapiques.

Fleury.

Mais celui de tous ces établissements qui devait imprimer à l'hydrothérapie une marche plus scientifique, c'est à coup sûr celui de Bellevue, dirigé par Fleury, qui oppose à l'hydrothérapie dite *empirique* l'hydrothérapie rationnelle dont les préceptes sont exposés dans son remarquable ouvrage intitulé *Traité pratique et raisonné d'hydrothérapie*, dont la première édition date de 1852.

Fleury s'efforce de placer l'hydrothérapie rationnelle à la tête de la thérapeutique physiologique, et base cette hydrothérapie sur des expériences physiologiques conduites avec toute la rigueur scientifique moderne. Il repousse l'emploi de l'eau chaude et de l'eau tempérée, il abandonne en partie les sudations, mais en revanche, il multiplie les formes de douches et augmente considérablement l'arsenal de l'hydrothérapie.

Maintenant que vous connaissez, messieurs, les différentes phases de l'hydrothérapie, vous pourrez apprécier plus exacte-

(1) Baldau, *Instruction pratique sur l'hydrothérapie.* Paris, 1846.
(2) Scoutetten, *De l'eau sous le rapport hygiénique et médical ou de l'hydrothérapie.* Paris, 1845.
(3) Schedel, *Examen critique de l'hydrothérapie.* Paris, 1845.
(4) Lubanski, *Etude pratique sur l'hydrothérapie.* Paris, 1847.

ment les principales méthodes mises en usage dans l'application de l'eau froide, et étudier les effets physiologiques de cette médication.

C'est ce que nous ferons dans la prochaine leçon.

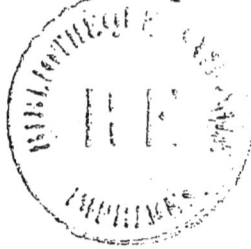

HUITIÈME CONFÉRENCE

EFFETS PHYSIOLOGIQUES ET MODE D'APPLICATION
DE L'HYDROTHÉRAPIE.

MESSIEURS,

Je désire consacrer cette conférence aux effets physiologiques de l'eau froide et à ses modes d'application ; nous pourrons alors, une fois ces faits bien connus, aborder utilement les résultats que peut donner l'hydrothérapie dans la cure des maladies aiguës et chroniques.

Les effets physiologiques déterminés par l'application de l'eau froide ont donné lieu, dans ces dernières années, à de nombreux travaux, dans lesquels je puiserai les éléments de cette leçon. Je vous signalerai, particulièrement pour la France, les intéressantes recherches de Delmas (de Bordeaux), de Thermes, de Bottey (de Divonne) (1), etc.; pour la Belgique, les expériences de Fredericq (de Liège), et surtout l'intéressant mémoire de Scheuer (de Spa) (2) ; pour l'Allemagne, le beau travail de Winternitz (3) et les expériences si nombreuses de Rœhrig (4), de Rosbach (5) et de Fleischl (6). C'est guidé par ces travaux que

____

(1) Delmas, *Physiologie nouvelle de l'hydrothérapie*, Paris, 1880. — Bottey, *Études médicales sur l'hydrothérapie,* 1886. — Thermes, *De l'influence de l'hydrothérapie sur le nombre des globules du sang*, Paris, 1878.

(2) Scheuer, *Essai sur l'action physiologique et thérapeutique de l'hydrothérapie.* Paris, 1885.

(3) Winternitz, *Die Hydrotherapie auf physiologischer und klinischer Grundlage.* Wien, 1880.

(4) Rœhrig, *Die Physiologie der Haut experimentell und Kritisch Bearbeitet.* Berlin, 1876.

(5) Rosbach, *Lehrbuch der Physikalischen Heilmethoden.* Berlin, 1882.

(6) Fleisch, *Untersuchungen über die Gezetze der Nervenerregung.* Vienne, 1878.

je baserai cette étude des effets physiologiques de l'hydrothérapie.

Dans cette leçon, je n'étudierai que l'action de l'eau froide agissant momentanément sur la surface cutanée, laissant de côté les effets prolongés de l'eau froide qui constituent son action antithermique, pour m'en occuper lorsque, dans la dernière leçon consacrée à l'hydrothérapie, je m'occuperai du traitement des maladies aiguës fébriles par l'eau froide.

Effets généraux de la douche froide. Lorsque l'eau froide agit sur l'enveloppe cutanée pendant un laps de temps plus ou moins court, elle détermine un ensemble de phénomènes que la plupart de vous ont éprouvés, lorsqu'ils ont pris, pour la première fois, une douche froide. Sous l'influence de l'eau froide, on éprouve tout d'abord une sensation d'angoisse quelquefois 'fort pénible ; les battements du cœur deviennent irréguliers, la respiration est entrecoupée ; on éprouve une sensation de froid, qui s'étend sur toute la surface du corps, la peau pâlit, devient violacée, un tremblement général se produit. Puis, lorsque l'action de l'eau froide a cessé, ces phénomènes disparaissent rapidement ; on éprouve une sensation de bien-être, la circulation paraît plus active, la respiration plus ample, la peau rougit, sa chaleur s'accroît et l'on éprouve un sentiment de vigueur et de résistance très accusé ; c'est à l'ensemble de ces phénomènes que l'on donne le nom de réaction. Tels sont, dans leur ensemble, les symptômes que détermine la douche froide, quand elle est de courte durée.

Mais pour bien apprécier les effets physiologiques de la douche, il faut entrer dans l'examen attentif de chacun de ces phénomènes ; c'est ce que nous allons faire, en examinant successivement l'action de l'eau froide sur la circulation, sur la respiration, sur la calorification, sur l'innervation, et enfin sur la nutrition.

Effets sur la circulation. Pour la circulation, nous aurons successivement à examiner l'action de l'eau froide sur la circulation capillaire et périphérique, puis ses effets sur le cœur et enfin son action sur la composition du sang.

Effets sur la circulation capillaire. Pour la circulation capillaire, l'action du froid, lorsqu'elle est passagère, est des plus nettes ; elle tend à diminuer le calibre des vaisseaux du réseau capillaire, puis, lorsque l'action du froid a cessé, à ce resserrement correspond une dilatation qui se produit au moment de la réaction. Mais il faut, pour obtenir ce resserrement actif et cette dilatation qui lui succède, que l'action de l'eau froide soit de très courte durée.

C'est par l'intermédiaire du système nerveux et par action réflexe que se produit ce resserrement du réseau capillaire, qui est dû à un double effet, puisqu'on admet des nerfs vaso-dilatateurs et des nerfs vaso-constricteurs. L'action passagère du froid active les fonctions des vaso-constricteurs et neutralise l'action des vaso-dilatateurs; au moment de la réaction, l'effet inverse se produit, les vaso-dilatateurs rentrent en jeu et les vaso-constricteurs sont paralysés.

Cet effet du froid sur la circulation périphérique est basé sur des expériences rigoureuses de physiologie. Je passerai rapidement sur celles de Naumann et de Schüller, me proposant d'insister plus particulièrement sur celles de François Franck.

Naumann (1) opère sur des grenouilles : il détache toutes les parties du membre postérieur d'une grenouille, de telle sorte que ce membre ne tienne plus au reste du corps que par le nerf sciatique, puis il applique le froid ou des corps irritants sur le membre ainsi séparé et observe au microscope les effets qui se produisent dans la circulation mésentérique. Il constate alors que, toutes les fois que l'excitation est légère ou l'action du froid passagère, il se produit une diminution de la circulation capillaire, tandis qu'au contraire, lorsque cette action du froid est prolongée ou que les effets irritants sont trop actifs, il se produit une dilatation des vaisseaux. Cette expérience, comme vous voyez, est intéressante, elle met bien en lumière le rôle du système nerveux dans la modification de la circulation, lorsqu'on vient à appliquer, momentanément ou d'une façon prolongée, le froid sur la surface cutanée.

Schüller, lui, opère sur le lapin. Il applique le froid à l'extérieur en lançant une douche sur le ventre et sur le dos de ce lapin, puis il observe les effets qui se produisent sur la pie-mère de l'animal et il constate, comme précédemment, que, lorsque l'action du froid est peu prolongée, il se fait un rétrécissement du réseau capillaire, qui fait place à une dilatation de ce même réseau, lorsque l'action du froid a cessé.

(1) Naumann, *Untersuchungen über die physiologischen Wirkungen der Hautreize.* — Prager. *Wierteljahrsschrift,* Band 77. — *Zur Lehre von den Reflex.* — *Reizen und Deren.* — Wirkung, *Pflüger's Archiv. f. Physiologie,* V, 1872.

Mais ce sont les expériences de François Franck qui nous donnent, à l'égard de cette circulation périphérique, les données les plus intéressantes, d'abord parce qu'il opère sur l'homme, ensuite parce qu'il emploie un appareil qui permet d'apprécier d'une façon mathématique et même d'enregistrer les modifications circulatoires.

François Franck (1) se sert non pas, comme on l'a dit à tort, du *pléthysmographe* de Mosso, mais bien d'un appareil imaginé par Buisson, qui n'est lui-même qu'une transformation de l'appareil que Piégu avait inventé le premier pour étudier les mouvements d'expansion des membres.

La main est placée dans un vase hermétiquement clos et rempli d'eau ; elle y est fixée d'une façon absolue et l'augmentation ou la diminution du membre amène une variation dans le niveau du liquide, qui est transmis par un tambour enregistreur. Lorsque l'on vient à appliquer sur l'avant-bras droit de la glace, tandis que la main gauche est dans l'appareil enregistreur, on voit se produire, au bout de trois secondes, une diminution du volume de la main gauche ; cette diminution s'accentue peu à peu, atteint un certain niveau, puis disparaît progressivement et, au bout d'une minute, la main a repris son volume primitif.

Par une analyse attentive du phénomène, François Franck montre qu'il ne résulte pas d'une action du froid sur le cœur, puis secondairement sur la main, mais d'un acte réflexe ayant son point de départ dans l'impression de froid sur la peau de la main droite, son point de réflexion à la moelle et son point d'arrivée aux nerfs vasculaires de la main gauche. Mosso a repris ces expériences avec le même appareil et est arrivé aux mêmes conclusions. Cette expérience met bien en lumière l'action du froid lorsqu'il agit momentanément sur la peau, ce froid amène d'une façon certaine la diminution de la circulation périphérique.

On a même été plus loin dans cette voie expérimentale et Winternitz s'est efforcé de montrer, par des expériences rigoureusement conduites, quels étaient les points de la peau qui avaient une action élective sur la circulation d'un département vasculaire déterminé. Il a montré que l'application du froid sur le pied entraînait surtout l'abaissement de la circulation intra-crânienne ; le froid sur les cuisses agirait, au contraire, sur la

(1) *Travaux du laboratoire de M. Marey*, année 1878, p. 15.

circulation pulmonaire ; dans le dos, ce seraient surtout les vaisseaux de la pituitaire qui seraient influencés. Ce sont là des faits
que nous utiliserons par la suite, lorsque nous étudierons les
applications de l'hydrothérapie aux maladies locales.

Schapman a pris pour base cette action élective de divers
points de la moelle sur la vascularisation de certains organes,
pour établir une méthode thérapeutique, qui consiste à appliquer
le long de la colonne vertébrale et en des points déterminés des
sacs d'eau chaude ou de glace. Permettez-moi aussi de vous rappeler que les expériences de Winternitz viennent à l'appui de
cette pratique populaire qui veut que l'on arrête les épistaxis en
appliquant le long du dos un corps froid.

L'action de l'eau froide sur le cœur est tout aussi intéressante
à étudier ; elle a donné lieu à de nombreuses expériences que je
dois d'abord vous signaler. Rœhrig (1) a surtout bien étudié
cette action du froid sur le cœur. Il opérait sur le lapin et appliquait des excitants ou le froid sur l'oreille de l'animal, puis
examinait les phénomènes qui se passaient du côté du cœur ;
il a ainsi démontré que les excitations cutanées passagères augmentent les battements du cœur, tandis que les excitations fortes
ou très étendues abaissent le nombre des battements. Les expériences de Winternitz et de Delmas sont encore plus concluantes,
parce que ces deux observateurs ont opéré sur l'homme. D'après
Winternitz, lorsqu'on applique le froid sur une surface limitée
de la peau, il y a une augmentation des battements du cœur
qui se maintient pendant trois minutes, puis survient une
décroissance progressive.

Delmas a mis encore plus de précision dans ses recherches et
dans les expériences qu'il a faites en 1869-1870, il a montré
par des tracés toutes les modifications qui surviennent quand
on administre une douche. Dès que l'eau froide touche le corps,
le cœur est violemment excité, le pouls devient irrégulier et pré-
cipité. A cette augmentation des pulsations correspond une diminution au-dessous de la normale, diminution qui a lieu et se
prolonge pendant la période de réaction.

Ces faits, messieurs, ont une haute importance : ils montrent
tout d'abord quel danger on fait courir aux individus atteints

*Effets sur
le cœur.*

(1) Rœhrig, *Die Physiologie der Haut experimentell und Kritisch
Bearbeitet.* Berlin, 1870.

d'affections cardiaques, lorsqu'on les soumet à un traitement hydrothérapique. Ces dangers ne sont pas imaginaires et on a vu des cardiopathes mourir subitement sous les premiers effets de la douche. Aussi Priessnitz, qui avait assisté à de pareils accidents, se refusait-il énergiquement à doucher toute personne qui se plaignait soit de palpitations, soit d'étouffement. N'étant pas médecin, il ne distinguait pas les anémiques des cardiaques proprement dits, distinction de la plus haute importance, puisque, si l'hydrothérapie est interdite aux seconds, elle est, comme vous le verrez, absolument indiquée chez les anémiques et même ceci me conduit à vous parler des effets de l'eau froide sur la composition du sang.

Effets sur la composition du sang. C'est à Thermes (1) que l'on doit surtout ces recherches. Utilisant les procédés de numération et de colorimétrie imaginés par Hayem, procédés qui ont donné à ses études une précision rigoureuse, il a montré que l'eau froide augmentait non seulement le nombre des globules, mais encore la valeur physiologique de chacun d'eux.

Effets sur la respiration. L'action de la douche sur la respiration a été beaucoup moins étudiée que l'action sur la circulation et les résultats des expérimentateurs sont des plus contradictoires. Johnson affirme que, sous l'influence d'une douche en pluie froide d'une minute de durée, le nombre des inspirations augmente de 2 à 8 par minute.

Pleniger aurait aussi constaté la même augmentation. Pour Delmas, il y aurait tantôt augmentation, tantôt diminution dans les inspirations sans règle précise. Pour moi, qui ai observé bien souvent ces phénomènes de la respiration sous l'influence de la douche, je crois pouvoir affirmer qu'au début de la douche, il y a d'abord arrêt de la respiration, puis à cet arrêt succèdent de grandes inspirations, et quand arrive la période de réaction, les mouvements respiratoires sont augmentés en nombre et en intensité.

Effets sur la calorification. Comme on pouvait le prévoir, cette double action de l'eau froide sur la circulation et la respiration entraîne des modifications dans la calorification. Mais ces modifications sous l'influence de la douche sont très peu sensibles, et tandis que l'on éprouve des

---

(1) Thermes, *De l'influence immédiate et médiate de l'hydrothérapie sur le nombre des globules rouges du sang*. Paris, 1878.

sensations de froid très intense lorsque l'eau froide est projetée
sur le corps et de chaleur généralisée lorsque l'action du froid
a cessé, le thermomètre indiquerait à peine une dépression
de $0°,2$ en moyenne. Mais fait imprévu, pendant la période de
réaction, cet abaissement de la température se prolonge, et
cela d'autant plus que l'individu prend du mouvement; elle
peut atteindre alors 1 degré, et en moyenne elle est de $0°,6$ à $0°,8$
et se prolonge deux heures après la douche.

Les expériences que Delmas a faites à cet égard avec une extrême rigueur sont admises par tous les physiologistes, et nous
montrent encore une fois qu'il ne faut pas confondre les sensations de froid et de chaud que nous ressentons à la périphérie
comme indiquant réellement la température du corps. Dans la
fièvre intermittente, la période de frisson ne coïncide-t-elle pas
avec une élévation thermique? Il en est de même pour les effets
de l'hydrothérapie, et tandis qu'à la période de réaction, il nous
semble que la chaleur du corps a considérablement augmenté,
et que cette augmentation s'accroît avec le mouvement, il n'en
serait rien, et nous constaterions, au contraire, une diminution
de la température.

Bottey (1), dans de récentes expériences faites à ce sujet, a
montré que cet abaissement de la température dépendait de la
durée de la douche et de la température de l'eau. Lorsque la
douche est très froide, à 8 degrés par exemple, et que la douche
a une courte durée, 2 à 3 secondes, l'abaissement de la température est précédé d'une très courte période d'élévation,
$0°,1$ à $0°,2$; mais lorsque la douche dépasse dix secondes, on
retombe dans les conditions fixées par Delmas, et l'abaissement
de la température qui varie de $0°,4$ à $0°,5$ se prolonge pendant
plusieurs heures sans élévation momentanée de la température.

L'hydrothérapie a une action marquée sur le système nerveux. Les phénomènes réflexes que détermine l'impression du
froid sur la peau mettent en jeu les cellules nerveuses de la moelle
et amènent un équilibre entre les fonctions cérébrales et les fonctions spinales. Elle modifie aussi la circulation cérébro-rachi-
dienne, et nous verrons que, selon le mode d'application de l'eau
froide, nous pourrons en obtenir soit des phénomènes d'excitation et de tonicité, soit des effets de sédation et d'apaisement.

Effets sur le système nerveux.

(1) Bottey, *Études médicales sur l'hydrothérapie*. Paris, 1886.

Agissant sur la circulation générale et partielle, augmentant la richesse globulaire du sang, modifiant la respiration et la ca- lorification, déterminant des effets non douteux sur les fonctions des cellules cérébrales et spinales, l'hydrothérapie agit par cela

Effets sur la nutrition. même sur la nutrition générale, qu'elle active dans de notables proportions, et Scheuer (1) a insisté longuement avec raison sur ce point. Il montre que le sang chassé de la périphérie sous les premiers effets de la douche est refoulé dans les différents vis- cères et en particulier dans les organes hémato-poiétiques, puis, lorsqu'il revient à la périphérie à la période de réaction, l'ac- tivité plus grande de la circulation capillaire augmente les combustions chimiques qui s'y produisent. Tous nos tissus par- ticipent donc à l'action bienfaisante de l'hydrothérapie, et on comprend que l'on ait trouvé dans l'eau froide appliquée d'une façon passagère un des plus puissants moyens pour activer la nutrition générale. Voyons maintenant quels sont les modes d'application les plus usuels de cette eau froide.

Des procédés hydrothéra- piques. Les procédés hydrothérapiques sont extrêmement nombreux, et pour vous les exposer d'une manière claire et méthodique, je vais être obligé d'établir de nombreuses divisions. Une de ces divisions est celle qui résulte de la pression de l'eau, et nous aurons alors à examiner les procédés hydrothérapiques avec pression, c'est-à-dire les douches et les affusions, et les au- tres procédés où l'eau est sans pression. L'autre division est ba- sée sur la température ; en effet, on n'emploie pas que l'eau froide en hydrothérapie, et vous verrez que tous les degrés de calorie de l'eau sont utilisés depuis son état solide de glace jus- qu'à celui de vapeur.

De l'eau avec pression. Commençons, si vous le voulez bien, par la première division, c'est-à-dire lorsque l'eau que l'on utilise jouit d'une pression plus ou moins forte. Dans ce chapitre rentrent les affusions et surtout les douches.

Des affusions. Les affusions sont peu employées, c'est là le procédé primitif que Wright avait employé pour la cure des affections fébriles. Vous le voyez encore mis en pratique aux bains de mer. Il con- siste à jeter avec plus ou moins de vigueur un seau d'eau sur la surface du corps.

---

(1) Scheuer, *De l'action physiologique et thérapeutique de l'hydrothé- rapie considérée dans les états chloro-anémiques.* Paris, 1885.

Comme intermédiaire entre les affusions et les douches proprement dites, nous pourrions signaler ce que l'on appelle *douches en col de cygne* et *douches en lame*. La douche en col de cygne, qui tire son nom de la forme même du tube qui amène l'eau, projette sur le dos du patient une grande masse d'eau. Quant à la douche en lame, c'est une masse considérable d'eau qui tombe sur le patient, reproduisant ainsi d'une façon artificielle une énorme vague.

Les douches constituent la partie la plus essentielle et la plus importante de l'hydrothérapie, en France du moins, car on peut établir à cet égard une différence entre les pratiques hydrothérapiques en l'Allemagne et celles de notre pays. Fidèle à la pratique de Priessnitz, l'Allemagne fait grand usage des bains partiels, de l'enveloppement, des frictions avec le drap mouillé et utilise peu la douche. En France, au contraire, sous l'influence de Fleury, la douche a pris une part prépondérante dans l'hydrothérapie, à ce point que ces deux mots sont devenus pour ainsi dire synonymes. *Des douches.*

Les douches se divisent en douches générales et douches partielles, et les premières se subdivisent elles-mêmes en douches fixes et douches mobiles. Cette division est basée, comme vous le voyez, sur les différentes modifications que l'on a apportées au tuyau qui sert à administrer ces douches, tuyau (en italien *dossia*) d'où nous avons tiré ce nom de douche. *Douches générales.*

Les douches fixes les plus employées sont la douche en pluie et la douche en colonne. On fait un usage presque universel de la douche en pluie. Une pomme d'arrosoir, munie d'un nombre de trous variant de 200 à 300, trous ayant un diamètre de 1 à 2 millimètres, donne passage à l'eau, qui tombe en pluie plus ou moins fine sur tout le corps du patient. *Des douches fixes.*

La douche en colonne consiste en un jet d'eau vertical non divisé, qui tombe sur la tête, puis sur le corps du patient. Je ne vous parlerai ni des douches en lames concentriques, ni de celles en nappe ou en cloche, parce qu'elles sont très peu mises en usage.

Quant aux douches mobiles, elles sont administrées à l'aide d'un tube flexible, auquel viennent s'adapter des ajutages variables. Le jet le plus employé est le jet simple ou plutôt le jet brisé soit à l'aide des doigts, soit, ce qui vaut mieux, à l'aide d'une palette adaptée à l'ajutage. *Des douches mobiles.*

Douches par-
tielles.

Quant aux douches partielles, elles sont extrêmement nombreuses : douches vaginales, douches lombaires, douches anales,
douches rectales ; toutes ces douches résultent d'une disposition
particulière des appareils, qui permet de limiter à un point
donné du corps l'action de l'eau froide.

Il est une douche partielle souvent mise en usage et décrite
sous le nom de douche en cercle. C'est même un appareil que
vous trouverez dans tous les établissements hydrothérapiques
bien installés et qui consiste en des cercles plus ou moins nombreux projetant l'eau en pluie sur le corps du malade placé au
milieu de ces cercles. Des robinets permettent de limiter à un
nombre de cercles donné l'action de l'eau.

De l'eau sans
pression.

Nous arrivons maintenant à l'emploi de l'eau sans pression et
ici nous avons deux grandes divisions : tantôt le malade est
plongé dans une certaine quantité d'eau, tantôt cette eau est
appliquée sur le corps en petite quantité, à l'aide d'éponges ou
de linges.

De la piscine.

Le type du premier groupe est représenté par la piscine et par
le bain. La piscine peut être plus ou moins vaste, à eau courante ou à eau dormante. Quant au bain, il varie aussi selon les
circonstances ; il peut être général ou partiel, à eau courante ou
à eau dormante, d'où bains de jambes, bains de siège, etc.

Du bain et du
demi-bain.

Priessnitz employait beaucoup le demi-bain et cette pratique
est encore en usage en Allemagne. Glatz (1) prétend même qu'il en
tire de bons résultats pour apaiser les douleurs des tabétiques.
Voici en quoi consiste ce demi-bain : on place le malade dans
une baignoire ordinaire dans laquelle on a versé 30 à 40 centimètres d'eau froide. Pendant la durée du bain, on a soin de faire
des affusions d'eau froide sur tout le corps et de pratiquer des
frictions énergiques avec l'eau du bain ; la durée de ce bain varie
entre cinq et quinze minutes.

Des lotions.

D'autres fois on applique l'eau à l'aide d'une éponge : c'est ce
qu'on appelle les lotions. Les lotions à l'eau froide sont passées
du domaine médical dans le domaine de l'hygiène, et les peuples
du Nord les pratiquent constamment, en particulier les Anglais,
qui, tous les matins, grâce à leur *tub*, pratiquent sur tout le
corps des lotions avec une éponge trempée dans l'eau froide.

(1) Glatz, *Étude technique et pratique sur l'hydrothérapie*, Paris, 1887,
Dechampel.

D'autres fois, c'est avec un drap mouillé et essoré que l'on pratique des frictions sur tout le corps. D'autres fois encore, on enveloppe toute la surface du corps avec ce même drap mouillé. Cet enveloppement dans le drap mouillé vous rendra de grands services dans tous les cas où il n'existe pas d'appareil hydrothérapique, cas malheureusement trop nombreux. Car, si dans nos grandes villes il existe des établissements hydrothérapiques bien installés, il faut reconnaître que bien des villes de second ordre en sont dépourvues et que dans nos campagnes on n'en trouve aucune trace. Dans ces cas, vous pourrez ordonner avec succès l'enveloppement qui se pratique ainsi :

Du drap mouillé.

Vous prenez un drap épais, vous le plongez dans un seau d'eau froide, vous l'essorez, puis, le malade étant debout, vous l'enveloppez complètement, la tête comprise, dans ce drap. Dans le cas où il y a tendance à des congestions du côté de la tête ou chez les femmes où existent des congestions viscérales, vous avez soin de placer les pieds du patient dans l'eau chaude. La durée de l'enveloppement ne doit pas être de plus de quinze à vingt secondes. On retire alors complètement le drap mouillé, on enveloppe le malade dans un peignoir à tissu spongieux et, par des frictions énergiques, on active la réaction.

De même que nous avons eu des douches générales et partielles, des bains généraux et partiels, de même aussi ces applications peuvent être générales ou partielles, constituant des maillots, des demi-maillots, des ceintures, dont Priessnitz usait largement. Priessnitz les distinguait en compresses sédatives et compresses excitantes ; dans le premier cas, on renouvelait ces compresses de manière à s'opposer à la réaction ; dans l'autre cas, au contraire, on les laissait en place de manière à déterminer une réaction très active.

La ceinture humide consiste en une large pièce de toile, assez longue pour faire trois ou quatre fois le tour du corps. On mouille l'extrémité, qui doit être appliquée sur l'épigastre et le bas-ventre, on l'applique en évitant de faire des plis et le reste de la ceinture sèche sert à recouvrir cette portion humide. C'est au même procédé appliqué à tout le corps que l'on donne le nom de maillot ou de demi-maillot.

De la ceinture humide.

Voici comment on procède pour l'application du maillot ou du demi-maillot, le demi-maillot ne recouvrant que le tronc et laissant les membres libres, le maillot, au contraire, recouvrant tout

Du maillot.

le corps : Sur un lit de sangle vous étendez une couverture de laine, puis sur cette couverture un drap mouillé, que vous avez eu soin de tordre pour en faire sortir l'eau. Vous placez le malade sur le lit et vous l'enveloppez hermétiquement d'abord avec le drap, puis avec la couverture. Mais ici ce n'est pas le froid que vous voulez provoquer, mais, au contraire, une sueur abondante; aussi laisse-t-on le malade ainsi enveloppé deux à trois heures, en augmentant la sudation par l'addition d'un édredon. D'autres fois, on ne se sert pas du drap mouillé et on se contente alors d'entourer le malade de couvertures et d'édredon ; c'est ce qu'on a décrit sous le nom de maillot sec.

De la tempé-
rature de l'eau.   Comme vous le voyez, messieurs, l'hydrothérapie n'est pas synonyme d'eau froide, elle comprend, au contraire, les applications de l'eau à toute température, et c'est ce qui m'amène à aborder alors la seconde division de mon sujet, c'est-à-dire les procédés hydrothérapiques selon la température. Mais pour que nous nous mettions bien d'accord sur le sens que l'on attribue aux modifications de cette température de l'eau, je vous donne, d'après Delmas, les mesures thermométriques qui correspondent à ces différents états :

Froid excessif	de 0° à 6°
Très froid	de 7° à 10°
Froid	de 11° à 15°
Fraîche	de 16° à 20°
Dégourdie	de 21° à 25°
Attiédie	de 26° à 30°
Chaude	de 31° à 35°
Très chaude	de 36° à 40°
Excessivement chaude	de 41° à 60° et 70°.

Des douches
à température
constante.   Cette température de l'eau peut être constante pendant toute la durée de la douche, ou bien, au contraire, elle peut varier pendant cette même durée. Dans le premier cas, nous avons les douches froides, tièdes et chaudes; dans le second, les douches à température décroissante, écossaise et alternative. Quelques mots rapides sur chacune de ces douches. Peu de chose à vous dire des douches froides, tièdes et chaudes. Si la douche froide est encore de beaucoup la plus employée, vous verrez, par la suite de ces leçons, que les douches tièdes et les douches chaudes peuvent nous rendre de grands services.

La douche à température décroissante est très employée.

Elle s'adresse surtout aux personnes nerveuses qui éprouvent, sous l'influence de l'eau froide, un tel saisissement, que la douche froide devient pour elles un véritable supplice. Vous commencez donc la douche par de l'eau tiède dont vous abaissez rapidement la température par un jeu de robinets, de telle sorte qu'à la fin de la douche, l'eau est froide. C'est là une pratique excellente, et vous devez toujours la mettre en usage lorsque vous ordonnez pour la première fois l'hydrothérapie chez les personnes très impressionnables. Des douches à température variable.

Des douches décroissantes.

La douche écossaise, qui est très souvent mise en usage, consiste à administrer, au début de la douche, de l'eau à 30 degrés, dont on élève progressivement la température à 40 et même à 50 degrés. Pendant une ou deux minutes, cette douche est ainsi administrée, puis on termine par une douche de quelques secondes de durée avec de l'eau froide. De la douche écossaise.

Dans la douche alternative, on fait succéder très rapidement des jets très courts d'eau chaude et d'eau froide, en commençant toujours par l'eau chaude. De la douche alternative.

Nous arrivons ainsi aux applications de l'eau à l'état de vapeur ou bien de l'air surchauffé, qui ressortent plutôt du domaine de la balnéothérapie que de l'hydrothérapie proprement dite : aussi ne vous en ferai-je qu'une rapide énumération. Application de la chaleur.

Ce sont d'abord les étuves qu'on distingue en étuves sèches ou humides, selon que c'est de l'air surchauffé qui amène la sudation, ou bien de la vapeur d'eau, et que l'on distingue aussi en étuves générales ou étuves partielles, selon que l'individu est tout entier dans l'étuve, ou selon que son tronc et ses membres s'y trouvent, la tête étant en dehors de l'appareil. On donne le nom d'encaissement à ce dernier genre d'étuves partielles. Des étuves

De l'encaissement.

C'est là un procédé très souvent mis en usage pour provoquer la sudation. On peut même ne pas se servir de la caisse habituelle dans laquelle on place le malade, et, dans bien des cas, on utilise ce qu'on appelle l'étuve à la lampe. Voici comment est disposé ce genre d'étuve : sur une chaise en bois, dont le siège est percé de quinze à vingt trous, et qui est munie entre les pieds de devant d'une planchette verticale percée de trous et d'un escabeau horizontal, on assoit le malade, que l'on entoure de couvertures, puis, au-dessous de la chaise, on place sur le sol une lampe à alcool à plusieurs becs. C'est là un procédé facile, De l'étuve à la lampe.

nécessitant un appareil simple, que vous pourrez mettre en usage en bien des circonstances.

Pendant la durée de ces bains d'étuves, soit sèches, soit humides, intervient l'eau froide ou l'eau chaude, constituant ainsi les bains russes ou bien les bains turcs.

Du bain russe. Dans le bain russe, c'est une étuve humide constituée par une vaste salle où se trouvent des gradins qui permettent de séjourner à une hauteur variable. Plus on s'élève sur ses gradins, plus la température y est haute ; elle varie de 36 degrés à 75 degrés et même davantage. Puis, lorsque le corps est couvert de sueur, on se plonge dans une piscine d'eau froide, ou bien on reçoit une douche froide.

Du bain turc. Le bain turc ou Hammam est différent : au lieu d'être une étuve humide, c'est une étuve sèche qui est mise en usage, et dans laquelle la température s'élève entre 40 et 80 degrés. Puis on fait une application d'eau chaude et un massage prolongé. Ces sortes de bains ont pris, depuis quelques années, une certaine extension, et vous pouvez voir à Paris un établissement de ce genre qui répond à toutes les exigences balnéothérapiques et hydrothérapiques.

Des douches de vapeur. Enfin, je dois vous rappeler qu'il existe des douches de vapeur qui s'administrent à l'aide d'un tube flexible communiquant avec un réservoir où l'eau est à l'état d'ébullition.

J'aurai terminé cette longue et fastidieuse énumération de tous les procédés hydrothérapiques, quand je vous aurai signalé *De la méthode de Schapman.* la méthode de Schapman. Si vous vous rappelez ce que je vous ai dit dans la précédente leçon, vous vous souvenez sans doute que la glace a été autrefois très vantée comme agent hydrothérapique. C'est cette méthode que le docteur Schapman a régularisée en employant des sacs en caoutchouc à un ou plusieurs compartiments remplis de glace que l'on applique le long de la colonne vertébrale, et dans des régions variables de la moelle. Selon l'organe que l'on veut atteindre, Schapman s'est efforcé de fixer avec une grande attention ces régions en se basant sur les travaux de Claude Bernard et de Brown-Sequard, et en utilisant la connaissance de tous les centres nerveux médullaires. Tels sont, dans leur ensemble, les moyens que l'hydrothérapie peut mettre en usage.

Ces différents procédés d'application peuvent être réunis dans un même local constituant alors ces établissements hydrothérapiques, que nous voyons s'élever dans nos grandes villes, ou bien au contraire peuvent être appliqués au domicile même du malade, et cela à l'aide de ces appareils mobiles que vous connaissez tous.

Tout en reconnaissant les grands avantages que présentent les établissements hydrothérapiques spéciaux, et cela non seulement à cause de la précision et de la multiplicité des appareils mis en usage, mais encore surtout par la compétence des médecins qui dirigent ces établissements, il faut reconnaître que, dans beaucoup de cas, vous pourrez vous contenter des appareils mobiles ou des douches que l'on administre aujourd'hui dans presque tous les établissements de bains, réservant pour les cas plus délicats les établissements spéciaux dont je viens de vous parler.

Comme tout procédé thérapeutique, l'hydrothérapie a eu des partisans exclusifs de certains modes d'application de l'eau froide, et tandis que Priessnitz usait surtout du maillot, du demi-bain et d'un régime fort rigoureux, nous voyons Fleury et son école se servir presque exclusivement de la douche froide repoussant d'une façon absolue les douches tièdes ou chaudes, tandis qu'au contraire, à une période plus récente, sous l'influence de Landry et de Beni-Barde, ces dernières douches sont très employées.

Des formules exclusives de l'hydrothérapie.

Ces différentes modifications imprimées ainsi à l'hydrothérapie ne résultent pas seulement d'une mode passagère, mais elles proviennent aussi, comme l'a bien montré Béni-Barde, des constitutions médicales variables qui se sont montrées depuis Priessnitz.

Quels étaient les malades qui se rendaient surtout à Groefenberg au temps de la vogue de Priessnitz ? c'étaient des goutteux, des rhumatisants, des gros mangeurs, et l'on comprend facilement les succès prodigieux que Priessnitz obtenait dans ces cas avec les procédés hydrothérapiques, la rigueur de son hygiène alimentaire et l'exercice forcé auquel il condamnait ses malades. Puis plus tard vint Fleury, qui se trouva en présence non plus de goutteux, mais d'anémiques chez lesquels la douche froide, habilement dirigée, amenait une rapide amélioration. A notre époque, ce sont les maladies du système nerveux qui ont dominé, et nous voyons les névropathies se multiplier de jour en jour. Ici les procédés de Priessnitz et de Fleury devaient donner des insuccès, en revanche, l'eau tiède remplit des indications spéciales qui apaisent ces états nerveux ; de là le succès de la méthode préconisée d'abord par Landry, et suivie depuis par Béni-Barde.

Effets thérapeutiques de l'hydrothérapie. De nombreuses discussions se sont élevées pour savoir quelle est l'action thérapeutique de l'hydrothérapie ; est-elle sédative, est-elle tonique, est-elle révulsive ?

Dans cette action de l'eau froide, ce sont les phénomènes réflexes qui sont surtout en jeu ; c'est là le point le plus important. C'est Brown-Séquard et Tholozan qui, les premiers, ont substitué, à la théorie de la révulsion adoptée par Fleury, la théorie de l'impression nerveuse ; puis Tardivel, dans son intéressant article sur les affusions, a discuté le premier cette théorie des impressions nerveuses sur laquelle Béni-Barde basait sa communication en 1866. Adolphe Bloch (1), dans son intéressant travail sur l'eau froide, est encore revenu sur ce point. Pour lui, l'eau froide est surtout un modificateur du système nerveux et c'est cette perturbation qui est l'effet primitif et le plus important de l'hydrothérapie.

Mais dire que l'hydrothérapie produit ses effets par l'intermédiaire des phénomènes réflexes, ce n'est pas indiquer son action thérapeutique, car cette impression sur le système nerveux peut à la fois produire des effets de tonicité, de sédation ou de révulsion, selon le mode d'application de l'hydrothérapie.

Employez-vous la douche froide de très courte durée ? Vous en obtiendrez des effets de tonicité et d'excitation, et cela, par suite de la réaction active qui résulte de l'action de l'eau froide, réaction qui joue un rôle si considérable dans le traitement hydrothérapique et que Bottey (2) vient d'étudier avec grand soin dans une communication à la Société d'hydrologie médicale.

Usez-vous au contraire de la douche tiède ? Vous obtenez ici des effets sédatifs et calmants ; la réaction est à peine appréciable. Vous servez-vous enfin de la douche écossaise (3) ? Vous produisez une réaction circulatoire très vive de la peau et par cela même des effets révulsifs. Vous pouvez donc, comme

(1) Bloch, *l'Eau froide, ses Propriétés et son Emploi, principalement dans l'état nerveux*, Paris, 1880, p. 41.
(2) Bottey, *Sur l'action et la réaction en hydrothérapie*, Soc. d'hydr. méd., t. XXXII, 1887, p. 384.
(3) Bottey, *la Douche écossaise*, Soc. d'hydr. méd., 1886.

vous le voyez, en variant vos formules hydrothérapiques et en les appropriant au cas que vous avez sous les yeux, obtenir des effets toniques, sédatifs ou révulsifs et tout votre art et toute votre science consisteront à approprier ces différents effets à la cure des divers états morbides.

J'en ai fini, messieurs, avec cette longue énumération ; je vous ai montré quels étaient les effets physiologiques de l'eau froide, ses divers modes d'application. Dans la prochaine leçon, nous mettrons en usage toutes ces données, et nous étudierons les indications et contre-indications de l'hydrothérapie dans le traitement des maladies chroniques.

NEUVIÈME CONFÉRENCE

DE L'HYDROTHÉRAPIE DANS LE TRAITEMENT
DES MALADIES CHRONIQUES.

Messieurs,

Dans la dernière leçon, nous avons étudié les effets physiologiques de l'eau froide et ses différents modes d'application ; nous allons maintenant examiner les bénéfices que nous pouvons en tirer pour la cure des maladies.

Les effets thérapeutiques de l'eau froide découlent de son action physiologique, action que l'on peut rattacher aux cinq chefs suivants :

1° Effets sur la circulation. Activité plus grande imprimée à cette circulation, oxygénation plus active du sang, stimulation des organes hémato-poïétiques ; d'où l'application de l'hydrothérapie à la cure des anémies et des chloroses.

2° Effets sur le système nerveux. Fonctionnement des cellules de la moelle, régularisation des fonctions du grand sympathique, de la moelle et du cerveau, ce qui fait de l'hydrothérapie un des agents les plus actifs et les plus puissants de la cure des maladies nerveuses et en particulier des névroses.

3° Action sur la nutrition. Par l'activité plus grande qu'elle imprime aux phénomènes cellulaires, l'hydrothérapie occupe une place importante dans la médication tonique et reconstituante ; aussi est-elle appliquée avec avantage au traitement des affections consomptives et diathésiques.

4° Les effets révulsifs que détermine l'application de l'eau froide sont aussi utilisés, dans les congestions viscérales (congestions hépatiques, spléniques, utérines, etc.). Nous verrons ici l'hydrothérapie nous rendre encore des services.

5° Lorsque l'action de l'eau froide est prolongée, elle abaisse la température. C'est donc un médicament antithermique, et à ce titre elle occupe une place importante dans le traitement des maladies aiguës et fébriles.

Désirant consacrer à ces propriétés antithermiques de l'eau froide une leçon spéciale, je ne m'occuperai donc dans cette conférence que des applications de l'eau froide aux maladies apyrétiques et chroniques, en suivant l'ordre que je viens de vous indiquer.

Considérations générales.
Mais, avant d'aller plus loin, il est bon que je vous expose, aussi rapidement que possible, quelques considérations générales sur les indications et contre-indications de l'hydrothérapie. Elles sont tirées soit de l'état du sujet, soit de la saison, soit enfin des établissements mêmes où est appliquée l'hydrothérapie.

Commençons d'abord par les indications et contre-indications tirées de l'état du malade, et ici nous aurons à examiner l'âge, le sexe du sujet, la façon dont il supporte l'eau froide, les maladies chroniques dont il est porteur ou les maladies intercurrentes qui peuvent se produire dans le cours du traitement.

De l'âge.
On peut appliquer l'hydrothérapie à tout âge, et dès la naissance nous voyons certains médecins préconiser les lotions d'eau froide chez l'enfant. Cependant, dans la vieillesse et surtout dans la vieillesse très avancée, il faut appliquer l'eau froide avec une certaine réserve, réserve qui découle surtout des maladies chroniques qui frappent habituellement cet âge avancé et qui constituent des contre-indications formelles à l'emploi de l'hydrothérapie.

Du sexe.
La question du sexe soulève deux points intéressants au sujet des indications et des contre-indications : l'un concernant la patiente, l'autre le médecin. Pour la patiente, faut-il donner la douche pendant l'époque menstruelle et pendant la grossesse?

De l'époque des règles.
Priessnitz avait répondu affirmativement pour la première de ces questions et les règles n'interrompaient jamais le traitement hydrothérapique. C'est même depuis une pratique courante en Allemagne et en Angleterre. En France, le plus grand nombre des hydropathes se refusent à administrer l'eau froide pendant les époques menstruelles, et cela malgré Fleury, qui avait suivi les principes de Priessnitz et avait conseillé de continuer le traitement hydrothérapique pendant les règles.

Il en est de même de la période de grossesse, et, sauf des cas tout à fait exceptionnels, la grossesse est une contre-indication absolue. En est-il de même de la période de lactation ? Nullement, et les femmes qui allaitent et qui sont fatiguées et épuisées par cet allaitement, peuvent tirer un bénéfice des douches froides. Seulement ces douches peuvent provoquer le retour des règles, et c'est là un point sur lequel votre attention doit toujours être appelée.

De la grossesse.

La femme réclame aussi certains ménagements dans l'application de l'hydrothérapie, surtout à cause de la congestion facile de l'utérus et de ses annexes. Sous l'influence de l'eau froide, le sang afflue de la périphérie vers les organes abdominaux ; aussi voit-on souvent se produire des congestions utérines et ovariques après l'administration des douches froides, surtout lorsque ces douches ont une trop longue durée. Je vous recommande donc d'administrer des douches froides très courtes chez les femmes, et de plus de doucher les pieds avec de l'eau chaude, et, s'il n'y a pas de douche d'eau chaude, de placer pendant l'application du froid les pieds de la malade dans un baquet d'eau chaude.

Des pratiques hydrothérapiques chez les femmes.

Pour le médecin, la question qui se pose à l'égard du sexe est la suivante : Faut-il qu'il douche lui-même ses malades femmes ? Certains hydropathes ont adopté la doctrine qui veut que le médecin seul soit compétent pour administrer les douches ; aussi, fidèles à leurs opinions, ne confient-ils jamais à des mains étrangères l'application de l'eau froide. C'est là, messieurs, une exagération manifeste. Que le médecin prescrive avec la plus grande rigueur comment devra être faite l'application de l'eau froide, je l'accepte volontiers, mais quant à exiger que, seul, il soit capable de faire cette application, cela me paraît absolument inutile, je dirai plus, inconvenant.

Le médecin doit-il doucher les femmes ?

Fleury, qui avait adopté cette manière de voir et qui y tenait rigoureusement la main, a pu juger par lui-même des inconvénients d'une pareille méthode, et les scandales soulevés par un procès célèbre, dont les gens de notre génération ont encore conservé le souvenir, ont montré les dangers de pareilles pratiques.

Laissez donc doucher les malades femmes par des doucheuses, et n'intervenez que dans des circonstances exceptionnelles où votre présence est absolument jugée nécessaire pour l'application de la douche.

De la résistance à l'eau froide.

La manière dont les malades supportent l'eau froide fournit encore quelques indications et contre-indications générales. La sensibilité exagérée de certains sujets, et en particulier de certaines malades, est souvent telle qu'elles ne peuvent supporter l'action de l'eau froide, qui provoque chez elles des suffocations et des palpitations assez intenses pour rendre excessivement pénible l'action de la douche. Dans ces cas, il faut habituer la malade à l'action de l'eau froide par des douches à température décroissante, et, avec de la patience, on arrive toujours à vaincre cette répulsion pour les premières applications de l'eau froide.

De la céphalalgie hydrothérapique.

Il est un autre phénomène très fréquent, qui se produit lorsqu'on prend les douches froides sur la tête. Ce sont des douleurs, à l'ensemble desquelles on a donné le nom de *céphalalgie hydrothérapique*, douleurs qui sont surtout caractérisées par une sensation de resserrement des tempes extrêmement pénible. Vous éviterez cette céphalalgie à l'aide des moyens suivants : ou bien en ne faisant pas tomber la douche en pluie sur la tête, ou bien en ayant soin de doucher les pieds avec de l'eau chaude à 40 ou 50 degrés ; ou bien encore en plaçant les pieds dans un baquet contenant de l'eau chaude à 36 ou 38 degrés ; ou bien enfin, en utilisant la douche à température décroissante dont la température initiale sera de 24 à 28 degrés.

Certains malades ne réagissent pas sous l'influence de l'eau froide ou ont une réaction incomplète. Comme c'est cette réaction que nous recherchons toujours dans les applications de l'eau froide, il est bon de surveiller ce point avec soin, et vous combattrez ces réactions incomplètes soit en donnant des douches de quatre à cinq secondes de durée, soit en employant la douche écossaise, soit surtout en activant la réaction par des frictions sèches et par des mouvements.

Des contre-indications de l'hydrothé-rapie.

Tout malade ne peut pas être impunément soumis à l'hydrothérapie ; il est, en effet, des maladies qui constituent des contre-indications formelles à l'emploi de cet agent thérapeutique. Aussi devez-vous avec grand soin examiner votre malade avant de conseiller une cure par l'eau froide. Votre examen devra surtout porter sur l'état du cœur, des vaisseaux et des poumons.

État du cœur.

Les maladies organiques du cœur constituent une contre-indication à l'emploi de l'eau froide, l'impression du froid provoquant, en effet, des perturbations du côté du cœur qui peuvent avoir et qui ont eu des conséquences funestes.

L'état des vaisseaux, et en particulier l'artério-sclérose, soit qu'elle porte sur l'aorte, soit qu'elle frappe les vaisseaux de l'encéphale, doit aussi vous faire apporter de grands ménagements dans l'emploi de l'hydrothérapie. On a raison de craindre dans ces cas des congestions encéphaliques trop vives, amenant la rupture des capillaires altérés. *État des vaisseaux.*

Pour les affections du poumon, on est loin d'être d'accord sur ce sujet, et lorsque je vous parlerai des indications de l'hydrothérapie dans la cure des affections consomptives, et en particulier de la phtisie pulmonaire, je vous montrerai que si en France nous sommes peu disposés à doucher nos tuberculeux, il n'en est pas de même en Allemagne, où l'on voit des cures par l'eau froide entreprises même chez les tuberculeux aux périodes les plus avancées de la maladie. *Affections des poumons.*

Les affections intercurrentes aiguës ou subaiguës qui surviennent dans le cours d'une cure hydrothérapique, doivent faire interrompre dans la plupart des cas l'emploi de l'eau froide. Mais dans cette question d'interdiction, il faut faire intervenir l'intensité même de cette affection, et tandis qu'une bronchite intense devra faire cesser le traitement, un rhume très léger permet de le continuer. Vous devez être guidés en ce cas par la résistance du sujet. *Affections intercurrentes.*

L'hydrothérapie peut être pratiquée en toutes saisons, et par les hivers les plus froids comme pendant les étés les plus chauds, on peut toujours mettre en pratique un traitement par l'eau froide. Il faut cependant reconnaître qu'à mesure que la température extérieure se refroidit, les douches sont plus pénibles. Aussi, le printemps, l'été et même l'automne sont-ils les saisons les plus agréables pour commencer une cure par l'eau froide. *Influence saisonnière.*

Nous venons de voir successivement les indications et contre-indications générales tirées de l'état du sujet et de la saison, et il ne me reste plus, pour être fidèle au programme que je me suis tracé, qu'à vous dire quelques mots des établissements hydrothérapiques.

Ces établissements nous rendent de grands services. Outillés d'une façon fort complète, dirigés par des hommes qui se sont consacrés tout spécialement à l'hydrothérapie, placés quelquefois dans des conditions sanitaires et alpestres qui complètent la *Des établissements hydro-thérapiques.*

cure par l'eau froide, ces établissements sont dans les meilleures conditions pour la cure des malades. Mais, reconnaissons-le bien vite, ils ne sont pas indispensables, et sauf des cas où l'application de l'eau froide demande d'extrêmes ménagements, on peut appliquer l'hydrothérapie soit dans les établissements de bains, qui sont aujourd'hui tous ou presque tous munis d'appareils spéciaux, soit même au domicile des malades.

Parmi les conditions qui imposent le placement des malades dans un établissement spécial d'hydrothérapie, on doit mettre certaines névroses et à leur tête l'hystérie. Chez certains névropathes, et en particulier chez des hystériques, il est absolument nécessaire pour leur traitement de les séparer du milieu qui les entoure, ce qui exige le placement dans un établissement hydrothérapique spécial. Malheureusement, ces établissements recevant surtout des névropathes, le malade quitte ainsi un milieu nerveux pour retomber dans un autre tout aussi funeste pour le traitement de son affection.

Des prescriptions hydro-thérapiques. Que vous dirigiez votre malade sur un établissement spécial ou simplement dans un établissement de bains, il faut que vous prescriviez avec soin, dans son ordonnance, comment devra être pratiquée cette hydrothérapie. Vous indiquerez donc la nature de la douche, sa température, sa durée, le point qu'elle doit atteindre, les mesures qui devront être prises après la douche, etc., et le soin que vous mettrez à faire votre prescription montrera au malade l'importance que vous attachez à ce mode de traitement.

Une fois ces considérations générales exposées, nous allons passer rapidement en revue les différentes affections chroniques où l'hydrothérapie pourra être appliquée avec succès, et nous suivrons ici l'ordre que j'ai adopté au début même de cette leçon.

Traitement hydrothé-rapique des anémies. Médication tonique par excellence, régénératrice des globules sanguins, l'hydrothérapie est un des traitements les plus utiles dans la cure des anémies et des chloroses. Scheuer (de Spa), qui a surtout insisté sur l'emploi de l'eau froide dans le traitement des états chloro-anémiques, montre que les bons effets de ce traitement résultent des actions physiologiques de l'eau froide, actions multiples qui peuvent être rapportées aux six chefs suivants :

1° Activité plus grande des fonctions du système nerveux ;

2° Réveil de l'appétit et amélioration des fonctions digestives ;

3° Meilleure distribution et meilleure répartition de la masse du sang ;

4° Rétablissement des fonctions de la peau ;

5° Perfectionnement progressif de l'hématopoïèse par la régénération des hématies et leur retour à un chiffre et à une valeur individuelle physiologiques ;

6° Augmentation des combustions intimes dans les éléments anatomiques des tissus.

Dans la cure des états chloro-anémiques, ce sont des douches froides de très courte durée qu'il faut employer. Bottey veut que cette durée ne dépasse pas deux à trois secondes, mais que l'eau soit au plus à 8 degrés. Cette température est rare dans nos établissements hydrothérapiques, aussi je vous conseille des douches à la température de 10 à 14 degrés, mais durant de dix à quinze secondes. Il faut activer la réaction par des frictions sèches et de l'exercice.

Selon que vous aurez affaire à des chloroses ménorrhagiques ou aménorrhéiques, votre formule hydrothérapique doit un peu varier. Dans la première forme, il faut doucher les pieds avec de l'eau froide et localiser les effets de la douche sur la partie supérieure du corps. Dans l'autre forme, c'est-à-dire lorsqu'il y aura de l'aménorrhée, il faudra doucher les pieds avec de l'eau chaude et faire porter la douche froide sur les reins et le tronc.

Je vous ai dit que les maladies organiques du cœur constituaient à mon sens une contre-indication absolue à l'emploi de l'hydrothérapie, et je maintiens cette opinion. Si l'on a obtenu par l'emploi de l'eau froide la cure de troubles cardiaques, c'est que l'on a confondu ceux qui dépendent de l'anémie avec ceux qui résultent d'une lésion valvulaire, et je passe maintenant à l'application de l'hydrothérapie dans les maladies du système nerveux.

C'est surtout dans les maladies chroniques du système nerveux que l'on fait usage de l'hydrothérapie, et pour mettre de l'ordre dans cette énumération, je vais successivement examiner les applications de l'eau froide dans le nervosisme, les névroses, les névralgies, et enfin dans les maladies de la moelle et de l'encéphale.

Traitement hydro-thérapique des maladies nerveuses.

Le nombre des nervosiques, des neurataxiques va sans cesse grossissant et cette progression croissante résulte des conditions

sociales dans lesquelles nous vivons. Comme c'est dans le traite-
tement de cet état bizarre et protéique que l'hydrothérapie
compte le plus de succès, on comprend que c'est l'une des causes
de prospérité des établissements hydrothérapiques, et dans la
statistique de l'établissement Saint-André, de Bordeaux, publiée
par Delmas, nous voyons en effet que les nervosiques forment
les 60 pour 100 des troubles nerveux traités dans cet établissement.

On peut dire que tous ces nervosiques, tous ces déséquilibrés
sont tributaires d'un triple traitement : hydrothérapie, gymnastique, hygiène alimentaire.

Je vais vous exposer tout à l'heure comment vous devez employer l'eau froide chez ces malades; dans les leçons précédentes, je vous ai parlé de la gymnastique, il me reste à vous
dire quelques mots de l'hygiène alimentaire.

Depuis que Bouchard, par ses belles recherches, a appelé de
nouveau l'attention sur la dilatation de l'estomac, on peut établir cette règle qui souffre peu d'exceptions, c'est que chez le
plus grand nombre de ces nervosiques et pseudo-hystériques, il
existe une dilatation de l'estomac. On peut même ajouter cette
autre loi que, s'il s'agit d'une femme et que si la dilatation de
l'estomac est considérable, il existe concurremment une ectopie
du rein droit.

Si la pathogénie de cette ectopie est facile, puisque la dilatation de l'estomac amène une congestion du foie, qui jointe à
l'habitude du corset permet d'expliquer l'abaissement du rein
droit, il n'en est pas de même de la relation qui existe entre la
dilatation de l'estomac et ces états nerveux. Est-ce le mauvais
fonctionnement du système nerveux qui a préexisté et a favorisé
la dilatation? Est-ce, au contraire, la dilatation qui détermine
ces phénomènes? Nous ne savons ; mais, en tous cas, il est un
fait acquis, c'est qu'une hygiène alimentaire bien comprise et
s'appliquant à la dilatation de l'estomac soulage les malades, et
je vous renvoie, à cet égard, à mes conférences (1) de l'année
dernière sur l'hygiène alimentaire.

Mais revenons à l'application de l'eau froide. Comment doit-
elle être faite chez les neurataxiques? Ici, toutes les formes de
l'hydrothérapie peuvent être appliquées, et cela selon le genre
des accidents nerveux.

(1) Dujardin-Beaumetz, *Hygiène alimentaire*, Paris 1887, p. 211.

S'agit-il d'un nervosique à excitabilité très grande, à sensibilité de la peau exagérée ? C'est l'eau tempérée à 28 degrés que
vous devez employer ; c'est, en effet, l'action sédative qu'il faut
en pareil cas.

S'agit-il, au contraire, d'un neurataxique triste, déprimé ?
C'est l'action tonique de l'eau froide qu'il faut rechercher, et
vous devez lui conseiller des douches froides de 10 à 12 degrés,
très courtes, suivies de frictions énergiques.

L'état de dépression est-il encore plus marqué, et avons-nous
affaire à un véritable hypocondriaque mélancolique ? Vous devez
alors produire par l'eau froide une stimulation plus vive encore
et un effet excitant, vous l'obtiendrez par la douche écossaise.

A côté de cet état nerveux, il faut placer l'hystérie, qui a avec
cet état des points de contact si nombreux et si intimes, qu'il est
souvent bien difficile de séparer la neurataxie de l'hystérie, et
cela d'autant plus que nous trouvons aujourd'hui un grand
nombre d'hommes hystériques. Ici encore l'hydrothérapie s'impose, et comme pour le nervosisme, elle doit varier selon les
formes de l'hystérie.

Dans l'hystérie.

Dans les formes excitantes, de beaucoup les plus fréquentes, ce
sont les douches sédatives, c'est-à-dire les douches de 28 à 30 degrés, que vous devez ordonner. Dans les formes dépressives, ce
sont d'abord les douches toniques très froides et très courtes qui
sont les plus avantageuses, ou bien encore les douches révulsives,
c'est-à-dire les douches écossaises.

Ces applications variables de l'hydrothérapie aux manifestations si protéiques et si changeantes de l'hystérie vous expliquent
les causes des succès et insuccès de l'eau froide et vous montrent aussi la nécessité de suivre pour ainsi dire chaque jour les
résultats de cette application.

Dans les cas graves d'hystérie, il faut joindre, à ces applications d'eau froide, l'isolement. L'hystérique trouve souvent, pour
ne pas dire toujours, dans le milieu où elle vit, des aliments
incessants à ces manifestations nerveuses; il faut donc la séparer de ce milieu pour obtenir de l'hydrothérapie un bénéfice
réel.

Vous placerez donc vos malades hystériques graves dans ces
établissements hydrothérapiques où l'on reçoit des malades.
Malheureusement, ainsi que je vous le disais il y a peu d'instants,
comme le plus grand nombre des personnes qui fréquentent ces

établissements sont atteintes elles-mêmes de troubles nerveux, le malade quitte un milieu mauvais pour retomber dans un milieu qui ne vaut guère mieux. Mais cependant, comme l'accoutumance n'est pas encore faite, vous pouvez, pendant les premiers mois, bénéficier de ce changement.

Dans l'épilepsie. Signalée par Giannini, comme utile dans l'épilepsie, l'hydrothérapie a surtout été employée par Fleury, par Rosenthal, par Nothnagel, et récemment Bricon et Bourneville (1) ont étudié ses effets dans le mal comitial. Leur conclusion est que, si l'hydrothérapie est impuissante à guérir l'épilepsie, elle éloigne les accès et améliore considérablement l'état des malades soumis à ce traitement. Malgré cette inefficacité relative de l'eau froide dans l'épilepsie, elle nous rend cependant de grands services dans la cure de cette affection, et voici pourquoi : elle nous permet de maintenir l'administration de hautes doses de bromure sans amener une trop grande dépression chez le malade.

Lorsqu'on est, en effet, obligé de donner à des épileptiques des doses journalières de 8, 9, 10 et même 12 grammes de bromure de potassium, on comprend facilement les effets dépressifs d'une pareille médication. Aussi ces malades sont-ils toujours somnolents et leur intelligence et leur esprit sont-ils dans un état de torpeur très prononcée. Vous ne combattrez cette dépression que par l'hydrothérapie, et, bien entendu, ce sont les douches froides et courtes ou les douches écossaises, c'est-à-dire l'action tonique et révulsive, que vous devrez rechercher.

Dans la chorée. Je vous dirai peu de chose de la chorée. La gymnastique et l'hydrothérapie sont une des bases du traitement de cette névrose. Vous devez surtout ici employer des douches tièdes, et cela d'autant plus que la nature rhumatismale de l'affection réclame dans l'emploi de l'eau froide de grands ménagements. J'arrive maintenant à l'emploi de l'hydrothérapie dans la cure des névralgies.

Dans les névralgies. L'hydrothérapie est un agent curateur de la douleur ; aussi l'a-t-on employée avec succès dans la cure des névralgies. Ici, les formules hydrothérapiques sont variables, selon la nature de la névralgie. Mais, en général, c'est l'action révulsive que l'on recherche surtout, et par cela même la douche écossaise est surtout employée ; on a même voulu aller plus loin dans les

(1) Bourneville et Bricon, *Recherches cliniques et thérapeutiques sur l'hystérie, l'épilepsie et l'idiotie pour l'année* 1886. Paris, 1887. — P. Bricon, *Du traitement de l'épilepsie.* Paris, 1882.

effets révulsifs de l'eau froide et l'on a imaginé l'aquapuncture.

Cette aquapuncture consistait à lancer avec une grande force un jet d'eau filiforme sur la peau, cette eau traversait les tissus, déterminant ainsi des effets révulsifs d'une haute intensité. Malgré les succès obtenus par Siredey, qui se trouvent consignés dans la thèse de son élève Servada, l'aquapuncture a été abandonnée, parce qu'il a paru démontré à tous les observateurs que ce mode de révulsion était beaucoup plus douloureux que les autres procédés, sans leur être supérieur (1).

Dans les névralgies d'origine rhumatismale, vous devez faire intervenir des températures élevées, et on peut utiliser ou les étuves sèches ou humides, ou bien encore les douches de vapeur.

L'application de l'hydrothérapie aux maladies de la moelle et du cerveau a donné lieu à des discussions fort intéressantes, et si des opinions si diverses et si opposées ont été émises sur la valeur d'une cure hydrothérapique dans les affections chroniques de la moelle et du cerveau, c'est qu'on n'a pas toujours eu soin de bien préciser les cas et surtout les périodes de la maladie où l'eau froide est applicable.

Pour les maladies de la moelle, cette distinction présente la plus haute importance. La douche froide, de courte durée, dirigée le long de la colonne vertébrale avec une certaine force, déterminant des phénomènes congestifs du côté de la moelle, pourra être appliquée avec succès dans tous les cas où l'anémie de la moelle est la cause des accidents observés. Dans tous ceux, au contraire, où il existera de l'excitation et de la congestion médullaire, cette eau froide ne peut avoir que des inconvénients.

Donc, dans la congestion médullaire, dans les myélites à leur période congestive, dans les scléroses, lors des poussées actives qui précèdent le travail hyperplasique, la douche froide sera plus nuisible qu'utile, et vous ne pourrez utiliser alors que les douches d'eau tiède. C'est là une formule hydrothérapique recommandée par Delmas et par Beni-Barde. Lorsqu'au contraire ces phénomènes congestifs auront disparu, vous pourrez abandonner les effets sédatifs des douches tièdes et recourir aux effets toniques de la douche froide.

Le traitement des affections de la moelle et des scléroses en

_____

(1) Siredey, *Traitement des névralgies par l'aquapuncture* (*Bull. de thérap.*, 1873, t. XCIV, p. 467.— Servaga, Thèse inaugurale, Paris, 1872.

particulier demande donc de la part du médecin une extrême surveillance et une grande habitude des pratiques hydrothérapiques. Aussi je ne saurais trop, messieurs, vous recommander d'apporter tous vos soins à la prescription de l'hydrothérapie chez vos tabétiques, car vous pouvez, par un mauvais emploi de l'eau froide, aggraver considérablement leur situation.

Dans les maladies du cerveau. Ce que j'ai dit à propos de la moelle, je puis le dire à propos du cerveau, et les mêmes ménagements doivent être employés pour l'emploi de l'eau froide dans la cure de ces affections. Pour ma part, toutes les fois que je constate des lésions du côté du cerveau, lésions matérielles, bien entendu, je me refuse à conseiller l'hydrothérapie, craignant toujours que les troubles circulatoires méningés qui se produisent sous l'influence de l'eau ne viennent aggraver l'état du malade.

Dans la folie. Je vous signalerai, sans y insister, l'emploi de l'hydrothérapie dans les vésanies cérébrales. Depuis longtemps, on a conseillé l'hydrothérapie dans la cure des différentes formes de folie. Là encore, comme pour les maladies de la moelle et du cerveau, les résultats ont été contradictoires, parce que l'on n'a pas toujours eu soin de bien préciser les indications et les formules hydrothérapiques applicables à chaque cas en particulier. Tout dépendra de l'état de congestion ou d'anémie des centres nerveux. Chez tel mélancolique à forme dépressive, l'eau froide peut vous donner de bons résultats, tandis que dans la paralysie générale à forme congestive, cette même douche froide ne fera qu'aggraver la situation. Il vous faudra donc encore mettre beaucoup de ménagement dans l'emploi de l'hydrothérapie dans le traitement des troubles intellectuels.

Dans les maladies consomptives et diathésiques. L'hydrothérapie, vous ai-je dit, est un des plus puissants modificateurs de la nutrition. Aussi, toutes les fois que celle-ci est altérée ou troublée, a-t-on conseillé l'emploi de l'eau froide et ceci me conduit à vous parler des effets de l'hydrothérapie dans les maladies consomptives et diathésiques.

Dans la phtisie. Comme type de ces maladies consomptives, nous prendrons la phtisie pulmonaire. En France, nous nous montrons, en général, peu partisans de l'emploi de l'hydrothérapie dans la cure de la phtisie pulmonaire confirmée, et, malgré les affirmations de Fleury et les observations qu'il avait publiées à cet égard, la plupart de nos confrères n'emploient pas l'eau froide dans la cure de la tuberculose. Beaucoup d'entre eux, même, seraient prêts à soutenir la parole de Valleix (1), qui prétendait que c'était commettre une énormité que de soigner par l'eau froide les malades atteints de phtisie.

Il n'en est pas de même en Allemagne, où l'on voit l'hydrothérapie appliquée au traitement de la phtisie pulmonaire, à ses périodes les plus avancées. Cependant, Priessnitz, qui ne pouvait distinguer les différentes affections de la poitrine, repoussait impitoyablement de Groefenberg les malades atteints de toux ou de dyspnée.

La statistique la plus intéressante sur les résultats obtenus par l'eau froide dans la cure de la tuberculose nous a été fournie par Sokolowski (2), qui nous a montré qu'à l'établissement de Gorbresdorf (en Silésie), sur 106 cas de tuberculose se subdivisant ainsi : 60 au début, 17 avec phtisie confirmée et 29 avec consomption évidente, après six mois de traitement par l'eau froide, 39 malades auraient guéri, 34 auraient été notablement améliorés, 19 simplement améliorés, 7 n'auraient pas eu de résultat, 3 auraient vu leur état s'aggraver et 4 seraient morts.

Ces chiffres seraient des plus favorables, et, si on s'y rapportait entièrement, on serait tout disposé à employer l'eau froide aux périodes avancées de la maladie. Mais je crois que c'est aller un peu trop loin ; et, dans le traitement de la phtisie, c'est surtout comme moyen prophylactique que l'hydrothérapie-proprement dite pourra vous rendre quelques services, et Jaccoud a eu raison d'insister sur ce fait (3). Modificateur puissant de la nutrition, l'eau froide ici viendra avec les autres moyens fournis par l'hygiène, permettre de constituer chez les individus prédisposés à la tuberculose par leur hérédité, un terrain impropre à la culture du bacille tuberculeux.

Lorsque la phtisie est confirmée, il faut mettre beaucoup plus de ménagement dans l'emploi de l'eau froide, sans cependant la repousser absolument, car, comme l'a signalé Peter, c'est là un moyen qui lutte avec avantage contre les sueurs si abondantes des tuberculeux. Ici, vous commencerez par vous

(1) Valleix, *Coup d'œil sur l'hydrothérapie* (*Bull. de thér.*, 15 août 1848, p. 103).

(2) Sokolowski, *Traitement de la tuberculose par l'hydrothérapie* (*Bull. de thér.*, 1877, p. 343).

(3) Jaccoud, *Curabilité et Traitement de la phtisie pulmonaire*, Paris, 1881, p. 118 et 119.

servir de l'eau tiède ou de l'alcool, et, après chaque lotion, vous ferez pratiquer une friction énergique, véritable *bouchonnage*, qui stimule et fortifie la peau, et ce n'est que lorsque le malade sera habitué à ces pratiques que vous pourrez alors user de lotions très rapides avec une éponge trempée dans l'eau froide. Mais aux périodes ultimes de la maladie, je crois que l'hydrothérapie ne peut avoir que des inconvénients.

A côté de la phtisie, je placerai trois maladies où la nutrition est profondément altérée : le diabète, la polysarcie et la goutte. Ici encore, l'hydrothérapie peut vous rendre de grands services.

Dans
le diabète.

Chez les diabétiques gras, l'hydrothérapie, jointe à un régime alimentaire approprié et à la kinésithérapie, constitue un ensemble de traitement qui permet de tonifier le malade et de modifier d'une façon favorable ses actes nutritifs. Vous pourrez employer ici les douches froides et ne faire intervenir la chaleur sous forme de douches tièdes ou de douches écossaises que si la peau est sèche et fonctionne incomplètement.

Dans l'obésité.

Ce que j'ai dit, pour le diabète, je le répéterai pour l'obésité. Ici encore, les douches froides, les frictions énergiques et le massage sont parfaitement indiqués. Il est même une formule hydrothérapique qui est applicable au traitement de l'obésité et qui amène, comme l'ont montré plusieurs observateurs, et en particulier de Saint-Germain, une rapide diminution dans le poids, c'est le bain de Hammam où l'on combine à la fois les effets de la chaleur et de l'eau froide avec ceux du massage et des frictions.

Dans la goutte.

Quant à la goutte, nous devons distinguer la goutte aiguë et le goutteux dans l'intervalle de ses accès.

Pour l'accès de goutte, il est un procédé hydriatique qui soulage souvent le patient : ce sont les compresses mouillées dont on entoure l'articulation malade et que l'on renouvelle très fréquemment.

Dans l'intervalle des accès, le goutteux est encore tributaire de l'hydrothérapie, et, cela sous ses trois formes : douches toniques, douches sédatives et douches révulsives. Chez les goutteux atoniques, c'est la douche froide qu'il faut employer ; chez les goutteux congestifs, ce sont les douches tièdes dont il faut vous servir ; enfin, chez les podagres dont la peau fonctionne mal, vous pourrez user des douches écossaises. Mais, dans tous ces

cas, il faudra, avant de prescrire ces différentes formes, surveiller avec le plus grand soin l'état des reins et des vaisseaux,
l'artério-sclérose étant extrêmement fréquente chez les podagres.

Le rhumatisme dans ses différentes manifestations est encore
tributaire du traitement hydrothérapique ; non pas, bien entendu,
aux périodes aiguës de la maladie, ni chez les malades atteints
d'affections cardiaques, mais chez les rhumatisants à marche
chronique et chez les individus arthritiques.

Dans
le rhumatisme

L'activité imprimée à la circulation capillaire de la peau endur-
cit, pour ainsi dire, cette dernière, et atténue son extrême sensibilité aux changements de température ; elle active aussi la
nutrition toujours troublée chez les rhumatisants. Bien entendu,
il vous faudra apporter de grands ménagements dans l'administration de l'eau froide, car il ne faudrait pas par une application
intempestive ou mal dirigée de cette eau réveiller des douleurs
articulaires. Encore ici, vous éviterez souvent cet inconvénient
en vous servant de l'eau tiède.

Il est encore une forme balnéaire très applicable à ces rhumatismes : ce sont les bains de vapeur et surtout les bains
russes ou turcs. Il est même un mode tout particulier d'administration de la vapeur d'eau, la douche de vapeur, qui est
exclusivement réservée au traitement des douleurs rhumatismales à leur période aiguë.

L'hydrothérapie, dans l'albuminurie, joue un rôle considérable, rôle parfaitement expliqué par la relation si étroite qui
existe entre les reins et la peau. Les récents travaux de Semmola
nous ont même montré que cette relation entre la peau et les
reins n'était pas seulement physiologique et qu'au point de vue
pathologique, on trouvait chez les brightiques une altération de
la peau caractérisée par une atrophie de la couche de Malpighi
et des glandes sudoripares. Aussi, dès 1861, le médecin de Na-
ples insistait-il sur la nécessité du bon fonctionnement de la peau
chez les brightiques. Mais toutes les formules hydrothérapiques
ne sont pas applicables à ces cas ; les douches froides à haute
pression sur la région des reins ne peuvent avoir que des effets
nuisibles, et c'est ici le triomphe des douches tièdes et même,
chez les malades résistants, des douches écossaises. Vous pourrez aussi user du maillot sec et surtout de frictions énergiques
sur toute l'enveloppe cutanée.

Dans
l'albuminurie.

J'en aurai fini, messieurs, avec cette longue énumération des applications de l'eau froide dans les maladies chroniques, lorsque je vous aurai signalé les effets révulsifs de l'eau froide, pour combattre la congestion des organes splanchniques à l'état chronique.

Au premier rang de ces congestions, il faut placer celle du foie et celle de la rate. C'est Fleury qui s'est montré le plus ardent propagateur de cette méthode hydrothérapique, pour combattre les hypérémies de ces deux organes, et les succès qu'il a obtenus montrent toute l'importance de cette méthode. Aussi chez les individus qui reviennent des pays chauds, avec des foies volumineux, ou bien chez ces palustres qui ont une rate de grandes dimensions, vous obtiendrez par des douches froides, de courte durée, dirigées sur ces organes, une action résolutive évidente.

Les affections utérines ont été aussi soumises au traitement hydrothérapique et on a fait ici intervenir les douches locales dites vaginales. Il faut se montrer, messieurs, très réservés dans l'usage de l'eau froide à ce sujet. Pour diriger un pareil traitement, il faut des mains expérimentées, car les formules hydrothérapiques sont variables selon les périodes de la maladie et même suivant les circonstances journalières qui peuvent survenir. Mais tout le monde se plaît à reconnaître les inconvénients des douches vaginales trop fortes et trop prolongées. Ces douches, lorsqu'elles viennent ainsi frapper l'utérus trop brutalement, congestionnent l'organe et ses annexes et provoquent souvent des hémorrhagies et des douleurs abdominales vives.

De même que les congestions utérines, les congestions anales et rectales peuvent être traitées par l'hydrothérapie. Chez les hémorrhoïdaires constipés ou chez les malades atteints de prolapsus du rectum, la douche froide est parfaitement indiquée. Dans les cas de spasme anal, qui accompagne si fréquemment les fissures de l'anus, on voit souvent disparaître les symptômes en employant une douche percutante péri-anale.

La spermatorrhée est encore une des maladies où l'hydrothérapie est appelée à vous rendre de grands services. Ici vous pouvez employer des douches percutantes sur la région des reins et sur le périnée.

Enfin, dans cette affection assez fréquente chez les jeunes filles et les jeunes gens, l'incontinence d'urine, l'eau froide, appliquée soit à l'état de douches, soit de lotions, est un traitement qui doit être toujours mis en usage.

Dans cette longue et fastidieuse énumération, j'ai omis bien des cas où l'hydrothérapie a été employée, ne vous signalant que les principaux. Mais si vous vouliez avoir sur ce point des données plus complètes, je vous renverrais au beau traité de Beni-Barde (1), travail magistral et des plus complets, et à l'excellent manuel de Delmas (2).

Mais l'hydrothérapie ne s'applique pas seulement aux cas pathologiques ; elle doit entrer pour une grande part dans les prescriptions d'hygiène. Favorisant la nutrition, régularisant les fonctions du système nerveux, réglant la circulation de différents organes splanchniques, l'hydrothérapie s'applique merveilleusement au développement de l'homme. Aussi devez-vous exiger que dans nos grands établissements scolaires, on installe des services de douches.

De l'hydrothérapie au point de vue hygiénique.

Pour moi, qui depuis bien des années ai été appelé à diriger le service médical de plusieurs établissements scolaires de jeunes filles, j'ai toujours tiré un excellent parti de ces douches, comme mesure générale. Il en est de même pour les grandes agglomérations d'hommes, pour l'armée par exemple, où les douches, comme moyen de propreté et surtout comme agent tonique, doivent être largement administrées.

Enfin, à un âge plus avancé, les pratiques de la douche journalière sont encore utiles. Aussi devons-nous applaudir et encourager tous ceux qui dans les lieux où l'on exerce ses forces, comme les salles de gymnastique, les salles d'armes, etc., ont ajouté des appareils hydrothérapiques.

Telles sont, messieurs, les considérations générales que je voulais vous présenter sur l'hydrothérapie comme agent curateur dans le traitement des maladies chroniques et comme moyen hygiénique. Dans la prochaine leçon, nous étudierons l'action antithermique de l'eau froide et son application à la cure des maladies aiguës et fébriles.

(1) Béni-Barde, *Traité d'hydrothérapie*, Paris, 1874 ; *Manuel d'hydr. méd.*, 2e édit., Paris, 1883.
(2) Delmas, *Manuel d'hydr.*, Paris, 1885.

DIXIÈME CONFÉRENCE

DE L'HYDROTHÉRAPIE

DANS LE TRAITEMENT DES MALADIES AIGUES ET FÉBRILES.

MESSIEURS,

Je me propose, dans cette conférence, de vous exposer les applications de l'hydrothérapie au traitement des maladies aiguës et fébriles. Nulle question n'a donné lieu à des discussions plus vives et plus animées que cette application du froid à la médication antithermique. Vantée par les uns comme le seul moyen d'apaiser et même de juguler certaines maladies fébriles, combattue par ceux qui la considèrent comme inutile et dangereuse, l'application de l'eau froide à la cure des maladies aiguës a eu, comme je vous l'exposerai plus loin à propos de la fièvre typhoïde, ses périodes de grandeur et de décadence. Mais pour que vous jugiez la valeur des raisons invoquées pour et contre l'emploi de l'eau froide comme antithermique, je dois tout d'abord vous exposer les effets physiologiques du froid longtemps prolongé.

Action physiologique des applications du froid.

Lorsque l'on maintient pendant un certain temps un animal à sang chaud dans de l'eau froide, on abaisse sa température, et cela d'une façon d'autant plus accusée que le milieu est plus froid et le séjour dans le bain plus prolongé ; à cet égard, tous les expérimentateurs sont d'accord. On a même étudié le mécanisme par lequel l'économie peut lutter contre les causes qui tendent à abaisser sa température, et l'on a montré dans ce cas l'importance que jouent la peau et les tissus sous-jacents.

De la résistance au froid.

Dans des expériences bien conduites, Mohammed-Effendi Hafix (1) a montré que sous l'influence des excitations exté-

(1) Mohammed-Effendi Hafix, *Ueber die motorischen Nerven der Arte-*

rieures, les capillaires de la peau et ceux des muscles ne se comportaient pas de la même manière ; tandis que les capillaires de la peau se contractent et empêchent le sang d'arriver à la périphérie, ceux des muscles, au contraire, gardent leur calibre habituel et même se dilatent, de manière que, comme le fait observer Scheuer (1), la peau et les tissus sous-jacents opposent à la déperdition de la chaleur par l'action du froid les trois barrières suivantes :

D'abord, la contraction du réseau vasculaire périphérique, ce qui amène la réduction dans la quantité de sang qui circule au contact avec l'agent frigorifique ; puis la transformation de la peau et de son tissu conjonctif ainsi privés de sang en un corps mauvais conducteur de la chaleur ; enfin, la couche des muscles congestionnés et gorgés de sang qui forment un véritable coussinet isolateur et s'opposent à la pénétration du froid extérieur.

Mais il faut, pour que cet ensemble harmonique de moyens protecteurs entre en jeu, que la peau garde sa sensibilité. En effet, ici tous ces actes se produisent sous une action réflexe : le froid agit sur la peau, cette sensation de froid est transmise à l'axe médullaire et aux nombreux centres vaso-moteurs qui y sont renfermés, puis de là ils sont réfléchis aux nerfs vaso-moteurs des muscles et de la peau.

Que cette chaîne vienne à être rompue, le fonctionnement disparaît, l'organisme ne peut plus lutter contre le froid extérieur, et l'animal succombe avec un abaissement progressif de la température. C'est ce qui arrive lorsque le froid est trop intense ou trop longtemps prolongé, et la mort partielle de la partie sur laquelle ce froid a été appliqué ou la mort totale est la conséquence de cette congélation prolongée.

De l'action du froid sur les combustions. Mais ce qu'il nous importe surtout de connaître, au point de vue spécial où je me suis placé, ce n'est pas de savoir si sous l'influence du froid il y a un abaissement de température, mais d'apprécier si la production de la chaleur est diminuée dans ce cas. Je ne puis ici entrer dans tous les détails de cette grande question de thermogenèse ; je me suis expliqué maintes fois sur ce

rien Welche ennerhalb der quergestreiflen muskeln verlaufen (Bericht der Kgl. Sachs. Gesellsch. der Wissenschafen in Leipzig, 1870).

(1) Scheuer, Essai sur l'action physiologique et thérapeutique de l'hydrothérapie, Paris, 1885, p. 125.

sujet, soit dans mes *Leçons de clinique thérapeutique*, soit dans mes *Nouvelles Médications* (1).

Je me suis efforcé de montrer que le danger de l'hyperthermie ne résultait pas tant de l'élévation de la température en elle-même que de l'activité exagérée des phénomènes de combustion de l'organisme qui produisait cette hyperthermie, et ce que l'on doit combattre, ce n'est pas tant l'élévation de la température en elle-même que, comme je vous le disais tout à l'heure, l'exagération de la production de la chaleur. Voyons donc à ce point de vue les résultats de l'application du froid sur l'organisme fébricitant.

La réponse à cette question a été faite il y a quelques années par Frédéricq (de Liége) d'une façon fort nette. Frédéricq (2) s'est servi de l'appareil si connu de Regnault et de Reisset pour l'étude des gaz de la respiration. Il a modifié l'appareil de manière à le rendre applicable à l'homme, et il a montré alors que le froid, et je cite ici ses propres paroles « agissant sur la surface cutanée de l'homme, augmente manifestement le chiffre de l'absorption de l'oxygène et celui de la production de l'acide carbonique, et par suite la production de la chaleur. Loin donc de ralentir les combustions interstitielles, le froid excite puissamment cette source de la chaleur animale.» Cette réponse péremptoire a été entièrement confirmée par les récentes expériences de mon collègue et ami Quinquaud.

Recherches expéri- mentales.

Quinquaud (3), par des expériences précises, a étudié l'action du froid et de la chaleur sur les phénomènes chimiques de la nutrition. Il a d'abord montré que sous l'influence des bains froids l'absorption de l'oxygène augmentait. Les chiffres suivants montrent cette augmentation :

Dates des expériences.	Température du bain.	Température rectale		Oxygène absorbé en 10 m.		Différence en plus après le bain.
		avant le bain.	après le bain.	avant le bain.	après le bain.	
8 mars	6°	38°	32°,5	937cc	1969cc	1032cc
5 mars	6°,8	38°	33°	481	4050	3569
4 mai	12°,5	40°,7	30°,3	868cc,5	1045	176
5 mai	12°,7	39°	31°,3	1741	2510	769

(1) Dujardin-Beaumetz, *Clinique thérapeutique*, t. III, p. 607, 4e édit. — Dujardin-Beaumetz, *Nouvelles Médications*, 3e édit., p. 113, Sur les médicaments antithermiques.

(2) Frédéricq, *Sur la régulation de la température chez les animaux à sang chaud (Arch. belges de biologie*, avril 1882).

(3) Quinquaud, *Journal d'anatomie et de physiologie*, t. III, juillet et août 1887, p. 327.

En même temps que l'absorption de l'oxygène augmente, l'exhalation d'acide carbonique augmente aussi, comme on peut en juger d'après le tableau suivant :

Dates des expériences.	Température du bain.	Température rectale		Co' exhalé en 10 m.		Différence en plus après le bain.
		avant le bain.	après le bain.	avant le bain.	après le bain.	
			CHIENS.			
3 mars	6°	39°	32°,3	2ᵉ,50	7ᵉ,76	5ᵉ,60
15 janvier	3°,5	39°,1	29°,1	1ᵉ,52	2ᵉ,04	0ᵉ,52
17 février	2°,5	39°,1	32°,6	2ᵉ,12	7ᵉ,62	5ᵉ,50
			LAPINS.			
22 février	4°	38°,0	36°	1ᵉ,45	1ᵉ,80	0ᵉ,50
27 décembre	5°	39°,4	28°	0ᵉ,49	0ᵉ,62	0ᵉ,13
13 janvier	5°	39°	32°,5	0ᵉ,55	0ᵉ,75	0ᵉ,20
23 janvier	4°,5	38°,1	32°,8	0ᵉ,64	0ᵉ,98	0ᵉ,34

Ces faits observés sur les animaux confirment ceux observés par Frédéricq sur l'homme.

Il est entendu qu'il ne faut pas que la température rectale s'abaisse au-dessous d'un chiffre donné, et, lorsqu'elle tombe au-dessous de 26 degrés, il y a diminution dans l'absorption d'oxygène et dans l'exhalation d'acide carbonique.

Puis, étudiant simultanément l'influence des bains froids sur la nutrition élémentaire, mesurée à l'aide de l'analyse simultanée des gaz des sangs artériel, veineux, périphérique et du cœur droit, Quinquaud arrive à cette conclusion que les bains froids augmentent l'activité des combustions interstitielles. Complétant ses recherches par des études calorimétriques, Quinquaud a enfin démontré que les calories émises dans un temps donné s'accroissent sous l'influence des bains froids.

Ces expériences si bien entreprises et si rigoureusement conduites jugent donc désormais la question, et l'on est en droit d'affirmer comme une vérité physiologique que, sous l'influence des bains froids, les combustions organiques sont activées, à condition toutefois que la réfrigération ne dépasse pas certaines limites et n'abaisse pas la température rectale du sujet en expérience au-dessous de 30 degrés.

L'eau froide agit donc au point de vue antithermique, non pas en diminuant la production des combustions, mais en soustrayant de la chaleur à l'individu, et nous assistons ici à une véritable expérience de physique, analogue à celles que l'on fait en calorimétrie. Nous aurons à nous demander, lorsque nous allons nous occuper des applications cliniques de ces bains froids au traitement de la fièvre, quel bénéfice réel le fébricitant peut retirer de cette soustraction incessante de la chaleur qui l'oblige à augmenter de plus en plus les phénomènes de combustion que lui impose son état fébrile.

Je passe maintenant à l'examen des applications de l'eau froide à la cure des affections fébriles, et nous aurons à examiner successivement ces applications dans le traitement de la fièvre typhoïde, dans celui des fièvres intermittentes, dans les fièvres éruptives et enfin dans les affections aiguës fébriles, telles que la pneumonie, la pyohémie, etc.

Des applications thérapeutiques des bains froids.

C'est surtout contre le typhus et la fièvre typhoïde que l'on a employé la méthode réfrigérante par l'eau froide. L'application du froid à la cure de la fièvre typhoïde se fait de différentes façons : tantôt on fait usage de l'affusion ou des bains froids ; tantôt ce sont des lotions et des enveloppements que l'on emploie ; tantôt, au contraire, on plonge le malade dans des bains tièdes. Nous aurons à étudier successivement, dans des chapitres distincts, chacune de ces méthodes réfrigérantes.

Des méthodes réfrigérantes dans la fièvre typhoïde.

Mais avant, je dois vous dire quelques mots sur les phases diverses qu'ont parcourues ces applications du froid à la cure des maladies fébriles. Je ne veux pas revenir ici sur ce que je vous ai dit dans ma leçon sur l'histoire de l'hydrothérapie, et je vais simplement reprendre cette question de l'usage des bains froids dans la fièvre typhoïde à partir de Wright et de Currie.

A la fin du siècle dernier, en 1797, paraissait l'ouvrage de Currie sur le traitement des maladies aiguës par le froid. Currie, grâce à l'emploi du thermomètre, avait examiné très attentivement et très scientifiquement l'action du froid sur la thermogenèse fébrile, et il concluait à l'utilité de ce froid pour la cure des affections aiguës et particulièrement du typhus. Il employait, comme je vous l'ai déjà dit, les affusions d'eau froide ou plutôt d'eau salée.

Historique.
Currie.

En 1805 paraît à Milan l'ouvrage de Giannini (1). Lui aussi, comme Wright et Currie, traite les fièvres continues et les fièvres intermittentes par l'eau froide. Mais il abandonne les affusions et recommande les immersions, et l'on peut dire qu'il est le véri-

Giannini.

(1) Giannini, *Della Natura delle febri e del' meglior methodo di curare*, Milan, 1805, traduction d'Horteloup, 1808.

table fondateur de la méthode à laquelle Brand, soixante ans plus tard, devait attacher son nom.

Vous pouvez en juger par l'extrait suivant : « Je me servais, dit-il, de baignoires dont on a coutume de se servir ; je les faisais journellement remplir d'eau froide au degré où elle se trouvait naturellement en sortant du puits, hiver comme été. Le malade était transporté par deux infirmiers adroits et intelligents, dépouillé nu, plongé dans l'eau où il restait assis le temps nécessaire. Lorsqu'il en sortait, on le remettait dans son lit, après l'avoir négligemment essuyé, car un reste d'humidité ne lui était pas inutile. On versait de l'eau sur la tête pendant toute la durée du bain. »

Giannini traite ainsi ce qu'il appelle la *fièvre nerveuse*, qui n'est autre chose que la fièvre typhoïde, et il soutient, comme le soutiendra plus tard Brand, que cette méthode, non seulement guérit cette fièvre nerveuse, mais encore en diminue la gravité, la jugule, en un mot. Il alimente ses malades et n'emploie pas d'ailleurs d'autre thérapeutique que les bains froids et l'alimentation.

Récamier. En 1812, dix ans plus tard, dans une thèse faite par un élève de Récamier, Pavet de Courteille, on voit que le médecin de l'Hôtel-Dieu appliquait la méthode des bains froids dans la cure de la fièvre typhoïde. L'observation qui est relative à ce fait est des plus instructives : on y voit une jeune fille de douze ans atteinte de fièvre ataxo-dynamique, qu'on plongeait à chaque paroxysme fébrile, pendant un quart d'heure, dans un bain de 20 à 22 degrés, et la malade prit ainsi quatre-vingt-onze bains pendant trente-cinq jours ; de la glace était appliquée sur la tête et on lui donnait des lavements d'eau froide.

Frœhlich. Dix ans plus tard, et cette fois en Allemagne, Hufeland propose, comme sujet de concours, le traitement des fièvres par l'eau froide ; le prix, qui était de 50 ducats, est attribué à Frœhlich. Dans son travail, Frœhlich réunit trente observations d'affections aiguës traitées par l'eau froide. Il n'a garde d'oublier la fièvre ataxo-dynamique et il soutient que cette méthode, appliquée dès le début de la maladie, non seulement la guérit, mais encore en abrège le cours.

Scoutteten. Scoutteten (1), dans l'ouvrage qu'il fit paraître en 1843, ou-

(1) Scoutteten, *De l'eau sous le rapport hygiénique et médical*, Paris, 1843.

vrage qui, après celui de Schedel, nous faisait connaître la pratique du maître, celle de Priessnitz, signale aussi l'usage de
l'eau froide dans le traitement de la fièvre typhoïde, et quatre
observations de ces faits sont rapportées avec détail. Scoutteten
et les médecins de la Faculté de Strasbourg emploient les
procédés hydrothérapiques de Priessnitz : demi-bains partiels,
maillots humides, compresses sédatives, etc., etc.

Quatre ans plus tard, en 1847, un médecin de la Haute- *Jacquez*
Saône, Jacquez (de Lure) (1), publie les résultats de sa pratique du *(de Lure).*
traitement de la fièvre typhoïde par les réfrigérants. Persuadé
de la nécessité de soustraire du calorique aux fébricitants, Jacquez traite tous les cas de fièvre typhoïde par une méthode
exclusive qui consiste à leur administrer à l'intérieur de l'eau
froide et à leur appliquer sur le corps des compresses trempées
dans l'eau froide et renouvelées toutes les deux heures. En quinze
ans, il soigne ainsi 315 cas de fièvre typhoïde et ne perd que
19 malades.

En 1852, paraît le travail de Leroy (de Béthune), qui, se fon- *Leroy*
dant sur une observation clinique exacte, à savoir que les émis- *(de Béthune).*
sions sanguines abaissent la température, joint dans le traitement de la fièvre typhoïde ces émissions sanguines à la
réfrigération par des compresses mouillées, comme le faisait
Jacquez. Dans le premier septénaire, ce sont les saignées qui
doivent dominer, puis on a recours aux larges compresses froides,
appliquées sur le ventre et constamment renouvelées.

Puis paraît, en 1861, le premier travail de Brand, qui, par la *Brand.*
précision et la rigueur qu'il met dans sa méthode de réfrigération, a mérité d'appliquer son nom à ce mode de traitement de la
fièvre typhoïde. Brand affirme que, par sa méthode appliquée
dès le début, on doit guérir tous les cas de fièvre typhoïde et réduire, pour ainsi dire, à zéro la mortalité par le typhus. Il soutient que, par les bains froids, on modifie les formes graves de
la fièvre typhoïde et qu'on les ramène toutes à un type bénin.

Cette prétention de modifier ainsi les formes de la fièvre typhoïde, vous la retrouverez, messieurs, chez tous ceux qui ont
inventé des méthodes exclusives et jugulantes de la fièvre typhoïde, et, depuis Currie et Giannini jusqu'à Pécholier, c'est le

---

(1) Jacquez, *Recherches statistiques sur le traitement de la fièvre typhoïde par l'eau froide* (*Bulletin de la Société médicale de Besançon*,
1847 ; *Arch. gén. de méd.*, 1847, t. XIV).

même but que l'on veut atteindre. Mais, pour arriver à ce résultat, tous les partisans de ces traitements exclusifs et abortifs veulent que leurs méthodes soient appliquées dès le premier jour de la maladie.

Les travaux que Brand a publiés pour défendre sa méthode sont nombreux, et il les a fait paraître de 1861 à 1877 (1). Au début, Brand faisait usage des affusions et du demi-bain partiel de Priessnitz; mais, dans ses dernières publications, il abandonne tous ces procédés hydrothérapiques et les remplace par le bain froid. La température du malade doit être prise jour et nuit toutes les trois heures, et, chaque fois qu'on la trouve supérieure à 39 degrés, il faut plonger le malade dans le bain froid.

Glénard et l'école lyonnaise.

Reléguée d'abord dans une partie de l'Allemagne et particulièrement à Stettin, où Brand pratiquait, la méthode s'est généralisée en Allemagne, puis en France sous l'influence de Glénard (2) et des médecins de l'école de Lyon.

Prisonnier à Stettin pendant l'année terrible, Glénard put juger des avantages de la méthode de réfrigération appliquée à la fièvre typhoïde, et, lorsqu'il revint à Lyon, il s'efforça de mettre en pratique la méthode de Brand, et dès 1873 paraît son premier travail sur les résultats qu'il en a obtenus ; puis alors nous voyons successivement les divers médecins de Lyon fournir des documents précieux pour l'étude de cette question. Je ne puis ici vous citer tous ces travaux, mais je dois cependant une mention particulière au travail très complet de R. Tripier et Bouveret (3), où j'ai puisé un grand nombre de documents utilisés dans cette conférence.

(1) Brand, *De l'hydrothérapie dans le typhus*, Stettin, 1861 ; *Bericht über die in Petersburg, Stettin und Luxemburg hydriatische behandelte Falle*. Stettin, 1863 ; *Die heilung des Typhus*, Berlin, 1868 ; *Wiener medizin Wochens.*, 1872, n° 6 ; *Salicyl oder Wasserbehandlung, deutsche milit. Zeitsch.*, 1876 ; *Die Wasserbehandlung des Typhosen Fieber*, Tubingue, 1877.

(2) Glénard, *Du traitement de la fièvre typhoïde par les bains froids* (*Lyon médical*, 1873-1874) ; *Acide phénique ou bains froids* (*Lyon médical*, 1881); *Traitement de la fièvre typhoïde à Lyon* (*Gazette de médecine*, 1883) ; *De l'interprétation des statistiques militaires sur la fièvre typhoïde* (*Lyon médical*, 1883. Paris, 1883).

(3) Tripier et Bouveret, *la Fièvre typhoïde traitée par les bains froids*. Paris, 1886.

La Société médicale des hôpitaux, puis l'Académie de médecine (1), s'occupent de ce mode de traitement. Des discussions vives et passionnées s'élèvent à ce propos ; mais à partir de 1883 tout paraît se calmer, et dans ces derniers temps, sauf en Allemagne et à Lyon, la méthode du traitement de la fièvre typhoïde par le bain froid paraît abandonnée, et cela surtout depuis la découverte de ces antithermiques puisés dans la série aromatique, tels que l'acide salicylique et surtout l'antipyrine, qui nous permettent d'abaisser, pour ainsi dire à volonté, la température de nos malades.

Voyons maintenant comment on applique la méthode de la réfrigération par le procédé de Brand à la cure de la fièvre typhoïde. Je vais tâcher de mettre dans ma description une grande précision ; car ce qu'on a surtout reproché aux médecins qui ont appliqué ce traitement, c'est de ne pas suivre avec toute la rigueur voulue les préceptes du médecin de Stettin. *Bains froids.*

Brand veut que la baignoire soit placée près du lit, un paravent les séparant l'un de l'autre. Cette baignoire contient une quantité d'eau suffisante pour que, le malade y étant plongé, l'eau arrive au-dessus des épaules et les couvre complètement. La température de cette eau ne doit pas dépasser 20 degrés. Tripier et Bouveret distinguent à cet égard trois variétés de bains froids : celui de 22 à 24 degrés, celui de 18 à 20 degrés et celui de 14 à 15 degrés et ils proportionnent la température du bain à l'intensité de la fièvre et à la résistance à la réfrigération.

Avant de transporter le typhique dans la baignoire, et pour lui diminuer la sensation douloureuse et pénible du froid, on frictionne sa poitrine avec l'eau du bain. Puis on le place dans le bain et pendant toute la durée de celui-ci, on a soin d'arroser la tête avec de l'eau froide ou même glacée ; il est bien entendu que les cheveux ont été coupés pour rendre ces affusions plus actives. On doit aussi frictionner la poitrine et le dos du malade pendant la durée du bain.

Ce bain a une durée moyenne de quinze minutes ; il peut pourtant, dans certains cas, atteindre vingt minutes. Au bout de ce temps, le malade éprouve des claquements et des frissonnements ; on le reporte alors dans son lit, on entoure les membres

(1) Société médicale des hôpitaux de Paris, 1874-1875-1876 ; Académie de médecine, 1882-1883.

inférieurs seuls avec des couvertures ; pour le reste du corps, en été, il faut employer un simple drap, et en hiver un drap doublé d'une couverture.

Au bout de vingt minutes, on prend la température du malade, et on profite du sentiment de bien-être qu'il éprouve pour l'alimenter. Toutes les heures, la température est prise à nouveau, et lorsque le thermomètre reprendra sa marche ascendante et atteindra 39 degrés soit pendant le jour, soit pendant la nuit, on replongera le malade dans le bain froid. Brand a fixé à peu près à trois heures l'intervalle à mettre entre les bains, mais cet espace peut être beaucoup plus court et réduit à deux heures ou une heure et demie, s'il y a de l'hyperthermie et de la résistance à la réfrigération. Brand veut aussi que, dans l'intervalle des bains, on continue à appliquer constamment sur l'abdomen des compresses trempées dans l'eau froide et renouvelées à mesure qu'elles s'échauffent.

On doit soutenir le plus possible le malade, soit pendant le bain, soit en dehors du bain, par une alimentation aussi réparatrice que possible : vin, bouillon, lait, etc. Aucun autre médicament n'est administré.

Telle est la méthode de Brand dans toute sa rigueur et son absolutisme. Il faut, pour qu'elle donne des succès, qu'elle soit appliquée dès le début de la maladie. A mesure que son application est plus tardive, son action curative s'atténue de plus en plus. On a surtout invoqué à l'appui de cette méthode les résultats statistiques, et on s'est efforcé de démontrer que lorsqu'on suivait à la lettre la règle que je viens de vous énoncer, la mortalité par la fièvre typhoïde s'abaissait considérablement.

Résultat statistique.

Je vous rappelle tout d'abord que, d'après Jaccoud, qui a réuni 80 149 cas de fièvre typhoïde, la mortalité serait en moyenne de 19,25 pour 100, et maintenant je vais examiner quelle diminution la méthode de réfrigération va amener sur ce chiffre moyen de 19. Dans la grande statistique où Brand a réuni, non seulement ses propres observations, mais encore celles des autres médecins allemands, et qui porte sur 8141 cas, la mortalité ne serait plus que de 7,4 pour 100. Mais les statistiques les plus intéressantes à coup sûr sont celles fournies par le conseil supérieur des armées allemandes. Ici, en effet, la rigueur de la discipline s'est alliée à la rigueur du traitement et a permis d'abaisser à son minimum la mortalité de la fièvre typhoïde. C'est ainsi par exemple que dans le second corps de l'armée prussienne, de 1867 à 1869, la mortalité par la fièvre typhoïde était de 14,2 pour 100 ; de 1869 à 1874, de 13 pour 100. De 1874 à 1877, on commença à appliquer la méthode de Brand ; la mortalité tombe alors à 7,8 pour 100. Enfin, de 1878 à 1881, où la méthode est appliquée plus sévèrement, la mortalité n'est plus que de 4,62 pour 100.

Je vous ferai grâce, messieurs, des autres chiffres invoqués pour ou contre la méthode de Brand, car, comme je me suis expliqué bien souvent sur ce point, soit à l'Académie, soit dans mes cliniques thérapeutiques, je crois peu en général à la statistique appliquée aux résultats thérapeutiques. Ne voyons-nous pas, dans nos hôpitaux avec le même traitement ordonné par le même médecin et pratiqué par le même personnel, la mortalité par la fièvre typhoïde être presque nulle pendant certaines années, puis devenir considérable lorsque sévissent certaines épidémies meurtrières ?

Mais je reconnais toutefois que les chiffres que je viens de vous donner ont une certaine éloquence et cependant, malgré ces résultats merveilleux, puisque de 19 pour 100 la mortalité serait ramenée à 7, la méthode de Brand a fait peu de prosélytes ; au moment de son apogée elle s'était limitée, comme le constatait Longuet (1), en Allemagne, un peu en Italie et en France exclusivement à l'École lyonnaise. Mais depuis la généralisation de la méthode médicamenteuse antithermique, ses applications se sont faites de plus en plus rares, et on peut dire qu'elle est à peu près abandonnée en France, sauf par l'École lyonnaise. Nous avons à étudier le pourquoi de cet abandon, et c'est ce que je vais faire maintenant.

Quatre circonstances ont surtout influé sur l'abandon de la méthode réfrigérante dans la fièvre typhoïde. Ce sont : d'abord les difficultés d'application, puis les dangers de la méthode, ensuite l'action physiologique et thérapeutique de cette méthode réfrigérante et enfin la découverte des médicaments antithermiques.

Les difficultés d'application résultent surtout de deux faits : de la nécessité d'appliquer la méthode dès le début d'une part, et de l'autre, de la difficulté de la mettre en œuvre. Il nous est toujours bien difficile de nous prononcer sur le diagnostic de la fièvre typhoïde avant le premier septénaire et jusqu'à l'appari-

Des difficultés d'application de la méthode de Brand.

(1) Longuet, *Où en est la méthode de Brand?* (*Lyon médical*, 1882).

tion des taches rosées lenticulaires, nous n'avons à émettre que, des présomptions. Je sais bien qu'Albert Robin a soutenu que par l'examen des urines, ce diagnostic pouvait être établi, mais ces faits ne sont pas encore entrés dans la pratique courante. Donc, si l'on veut appliquer dans toute sa rigueur la méthode de Brand, il est nécessaire de plonger le malade dans le bain froid dès qu'il aura la fièvre, quitte ensuite à séparer les embarras gastriques simples de la fièvre, typhoïde et c'est en effet ce qui arrive en Allemagne dans les corps d'armée où l'on applique avec rigueur la réfrigération par les bains froids. Dès que le malade a une fièvre qui atteint 39 degrés, on le plonge dans le bain froid, puis si l'affection ne dure qu'une huitaine de jours, on considère le fait comme un simple embarras gastrique ; si au contraire elle est de plus longue durée, c'est une fièvre typhoïde que l'on a eu à soigner.

Mais ce qu'il est possible de faire dans l'armée où, grâce à la discipline, on a les malades constamment sous les yeux, devient impraticable dans les hôpitaux civils. D'ailleurs, cette nécessité d'appliquer ces méthodes dites *jugulantes* dès le début de la maladie, nous la voyons invoquer par tous les promoteurs de cette médication et, tout récemment, Pécholier a soutenu à son tour que, pour obtenir tous les bénéfices de l'emploi des bains tièdes et du sulfate de quinine, il fallait les mettre en œuvre dès le premier jour de la maladie, admettant d'ailleurs avec la plus entière bonne foi que, si on s'était trompé, il n'y avait aucun danger à administrer un peu de quinine et des bains tièdes à un malade fébricitant.

Pour obtenir tous les bénéfices de la méthode de Brand, il faut qu'elle soit rigoureusement et méthodiquement appliquée, et vous avez vu par la description que je vous ai faite de cette méthode qu'il est nécessaire de plonger le malade toutes les trois heures, et même davantage, jour et nuit, dans un bain froid ; que de plus, pendant toute la durée de ce bain, un infirmier ou une garde doit être occupé à lotionner et à frictionner le malade. Dans nos hôpitaux, où nous ne disposons que d'un nombre très restreint d'infirmiers, il est, pour ainsi dire, impossible d'attacher un infirmier à chaque typhoïdique. C'est là, comme vous le voyez, une difficulté qui a fait abandonner, dans les hôpitaux de Paris du moins, la méthode de Brand.

Le mode de réfrigération par les bains froids est-il exempt

de dangers? Si l'on en croit les partisans de la réfrigération, les bains froids ne détermineraient aucune complication et, dans les fièvres typhoïdes à forme thoracique avec bronchite intense et même avec broncho-pneumonie, le bain froid serait applicable. Sauf la péritonite et l'hémorrhagie intestinale, il n'y aurait pas de contre-indication à l'emploi des bains froids. Tout récemment encore, le docteur Vincent (de Lyon) (1) vantait l'innocuité et l'efficacité des bains froids dans le traitement de la fièvre typhoïde compliquée de grossesse.

Des dangers de la réfrigération.

Cependant les mêmes auteurs reconnaissent que, dans les fièvres typhoïdes tardivement traitées, l'état du myocarde peut constituer une contre-indication, et lorsque le pouls devient filiforme et irrégulier, il est nécessaire de cesser les bains froids. Les partisans de la méthode de Brand ajoutent que si on a constaté à la suite du traitement par les bains froids des morts subites, des pneumonies, des hémorrhagies intestinales, cela résulte surtout des deux circonstances suivantes : d'abord de ce qu'on n'a pas suivi à la lettre les prescriptions du médecin de Stettin, et, d'autre part, parce qu'on est intervenu trop tardivement. Quoi qu'il en soit, ces accidents peuvent se produire, et nous les avons vus, dans la tentative qui a été faite dans les hôpitaux de Paris en 1882-1883, arrêter quelques médecins, dans l'emploi de la méthode réfrigérante.

Nous venons d'examiner successivement les difficultés d'application et les dangers de la méthode ; il nous reste à examiner, en nous basant sur la physiologie, l'action thérapeutique de cette méthode réfrigérante. Comme je l'ai dit à maintes reprises, le danger de l'hyperthermie ne résulte pas de l'hyperthermie en elle-même, mais bien de l'exagération des combustions que produit cette élévation de température ou de l'accumulation dans l'économie, comme le veut Albert Robin, des produits de la désintégration organique, qui sera d'autant plus active que le processus fébrile sera plus intense. Eh bien ! comme je vous l'ai dit il y a peu d'instants, les recherches de Frédéricq, les expériences plus récentes et plus complètes de Quinquaud, nous démontrent que les bains froids, au lieu d'atténuer ces combustions et cette désintégration organique, les activent au contraire.

Action thérapeutique de la méthode réfrigérante.

(1) Vincent, *Lyon médical,* n° 35. 28 août 1887.

Aussi Brand et tous les partisans de sa méthode ont-ils conseillé, pour réparer ces pertes incessantes de l'économie produites par la fièvre et exagérées par les bains froids, d'alimenter
les malades le plus possible. Quoi qu'il en soit, en se basant exclusivement sur la physiologie expérimentale, la méthode des
bains froids appliquée à la cure des phénomènes fébriles et
considérée comme antithermique est une pratique irrationnelle :
elle soustrait de la chaleur au malade, mais augmente la désintégration organique.

De l'action tonique des bains froids. Comment alors expliquer les bons effets obtenus par la méthode de Brand? Il faut trouver, messieurs, cette explication
non pas dans la soustraction de la chaleur, mais surtout dans
les effets toniques de l'eau froide et dans la sédation qui en résulte des phénomènes nerveux que détermine le processus
fébrile, et je vais tâcher de vous démontrer par la suite qu'à ce
point de vue spécial, d'autres moyens hydriatiques ont le même
effet sans avoir les mêmes inconvénients. Mais avant, je dois
vous dire quelques mots de la quatrième circonstance qui a influé sur l'abandon de la méthode réfrigérante, je veux parler
de l'emploi des médicaments antithermiques à la cure de la
fièvre typhoïde.

Des médicaments antithermiques. Vous savez que nous avons trouvé dans la série aromatique
plusieurs corps qui abaissent la température, et successivement
nous avons utilisé dans ce but l'acide phénique, l'acide salicylique, la kairine, la thalline, l'antipyrine et l'antifébrine, et tout
fait espérer que cette liste pourra s'augmenter encore considérablement. Je me suis déjà expliqué sur ces médicaments dans mes
conférences sur les nouvelles médications (1) ; je n'y reviendrai
donc pas ici, vous rappelant seulement que, de tous ces antithermiques, le moins dangereux est de beaucoup l'antipyrine.

Nous pouvons, grâce à cette antipyrine, abaisser, pour ainsi
dire à volonté, la température du patient et maintenir un malade à une température ne dépassant pas 37 degrés. Cette médication a été appliquée à Lyon en particulier par Clément (2), qui a
donné le résultat de sa pratique dans ces deux dernières années.
La mortalité de la fièvre typhoïde traitée par l'antipyrine serait de

(1) Dujardin-Beaumetz, *Nouvelles Médications*, 3° édition, Paris, 1887,
p. 123.

(2) Clément, *Note sur le traitement de la fièvre typhoïde par l'antipyrine* (*Lyon médical*, 4 décembre 1887, p. 447).

8,45 pour 100, chiffre qui s'éloigne bien peu de celui de la mortalité de la fièvre typhoïde traitée par les bains froids, puisque nous voyons que, pour l'hôpital de la Croix-Rousse, où cette dernière méthode a été appliquée, la mortalité aurait été de 9,67 et 9,72 pour 100. Ainsi donc, si on se rapportait à la statistique, les antithermiques donneraient les mêmes résultats que les bains froids.

Pour moi, qui ai appliqué beaucoup les antithermiques et en particulier l'antipyrine, je reconnais que ce médicament abaisse la température, mais ne modifie en rien la gravité de la maladie. Sans adopter l'opinion d'Albert Robin qui, dans sa récente communication à l'Académie de médecine, a considéré comme contre-indiqué l'emploi de l'antipyrine dans la fièvre typhoïde, je pense comme je m'en suis expliqué à maintes reprises, que l'antipyrine ne remplit qu'une seule indication, celle d'abaisser la température et qu'elle doit entrer à ce titre dans les médications symptomatiques de la maladie au même titre que les médicaments toniques, antiputrides, etc. Mais l'antipyrine, si elle n'aggrave pas les phénomènes nerveux, ne les atténue pas ; tandis que ces manifestations sont, je le répète, heureusement modifiées par les autres moyens hydriatiques, dont il me reste à vous parler, c'est-à-dire les lotions, les enveloppements et les bains tièdes.

Je ne vous parlerai que pour mémoire des ingénieux appareils construits par Galante sous la direction de Dumontpallier, et qui permettaient de maintenir sur tout le thorax une température donnée constante, à l'aide d'un courant d'eau passant par un tube en caoutchouc et enveloppant, pour ainsi dire, complètement le malade. C'était là un procédé qui permettait de faire des recherches expérimentales plus précises, mais qui n'est jamais entré dans le domaine de la pratique, et je passe maintenant à l'étude des lotions.

Des procédés hydriatiques dans la fièvre typhoïde.

La lotion froide est un excellent procédé hydriatique que vous me voyez mettre en usage dans la plupart de mes cas de fièvre typhoïde. Ces lotions se font à l'aide d'une grosse éponge trempée dans de l'eau froide, additionnée souvent d'un antiseptique, tel que le phénol ou le thymol. Cette lotion est extrêmement rapide ; elle doit durer une à deux minutes, et, pour ne pas mouiller le lit du malade, vous avez soin de glisser sous son corps une toile cirée. Après la lotion, il n'est pas nécessaire d'essuyer complètement le malade ; vous retirez la toile cirée ; vous

Des lotions froides.

remettez au malade son gilet de flanelle et sa chemise et le recouvrez de sa couverture. On renouvelle cette lotion trois, quatre et même cinq fois par jour.

Ces lotions abaissent la température, moins, il est vrai, que les bains froids, mais d'une façon manifeste. Elles calment la sensation d'ardeur et de chaleur que le malade éprouve, sensation fort pénible, d'où résulte un soulagement réel pour le fébricitant. Elles ont aussi l'avantage de le nettoyer et permettent de le tenir dans un grand état de propreté. Elles combattent enfin l'odeur désagréable que développent certains typhiques, lorsqu'on vient à les découvrir.

Ce moyen doit toujours être mis en usage lorsque la température tend à dépasser 39 degrés; mais il est impuissant, je le reconnais, à combattre les formes hyperthermiques et les désordres nerveux. Toutefois vous pouvez arriver à ce résultat par les deux moyens qu'il me reste à vous signaler : les enveloppements dans le drap mouillé et le bain tiède.

De l'enveloppement. Dans les formes graves de la fièvre typhoïde avec adynamie profonde, vous pouvez tirer un parti excellent de l'enveloppement dans le drap mouillé. Cet enveloppement doit être très court, de quinze secondes de durée ; le drap mouillé, largement essoré, doit entourer complètement le malade, y compris la tête et les pieds. Il est bien entendu que cet enveloppement se fait, soit dans le lit du malade, soit, ce qui vaut mieux, sur un lit de sangle placé à côté et où l'on porte le malade.

Des bains tièdes. Les bains tièdes sont un excellent moyen de traitement de la fièvre typhoïde. En 1876, dans une communication faite à la Société des hôpitaux, j'ai montré tous les avantages qu'on peut retirer de ces bains tièdes et, depuis, mon opinion n'a pas varié à cet égard.

Reprenant la pratique de Dance et d'Hervieux, je signalai (1) que le bain tiède non seulement agit sur la température, mais calme aussi les phénomènes nerveux chez les typhiques. J'ajoutai qu'il permet aussi de tenir les malades dans un état de propreté extrême. Laur (de Lyon) (2) conseille cette pratique et c'est

(1) Dujardin-Beaumetz, *De l'emploi des bains tièdes comparé à celu des bains froids dans le traitement de la fièvre typhoïde* (Société médicale des hôpitaux, 22 décembre 1876, p. 405).

(2) Laur, *De l'emploi du bain tiède de préférence au bain froid dans le traitement de la fièvre typhoïde.* Lyon, 1874.

avec plaisir que j'ai constaté récemment que Bouchard faisait entrer les bains tièdes comme moyen antithermique dans son traitement de la fièvre typhoïde. Pécholier fait aussi de ces bains, joints à l'emploi du sulfate de quinine, la base essentielle de son traitement abortif de la dothiénentérie.

Ces bains tièdes se pratiquent de la façon suivante : vous placez le malade dans une baignoire suffisamment pleine d'eau pour que les épaules soient parfaitement couvertes. La température de l'eau peut varier de 30 à 35 degrés, de manière à mettre au moins 6 à 7 degrés de différence entre la température du bain et celle du malade. N'oubliez pas, en effet, messieurs, que, si ce bain à 35 degrés est un bain chaud par rapport à un individu bien portant qui a une température de 37 degrés, il devient tiède pour un fébricitant qui en a 40. La durée du bain peut varier d'une demi-heure à trois quarts d'heure. Pendant son administration, vous pouvez alimenter et soutenir le malade avec du bouillon, du vin ou du lait. A la sortie de l'eau, vous enveloppez et essuyez le malade et le replacez dans son lit. Outre une légère action antithermique, ces bains déterminent une grande sédation du système nerveux ; le délire se calme et le sommeil survient.

Certains médecins et en particulier Reiss ont proposé d'employer des bains tièdes permanents et l'on a vu Reiss et Afanassjew maintenir leurs typhiques pour ainsi dire en permanence dans un bain dont la température variait entre 30 et 32 degrés. D'autres, comme Ziemssen, conseillent des bains tièdes progressivement refroidis et voici comment ils procèdent : Au début, le bain a 35 degrés, puis on le refroidit graduellement, de manière à abaisser la température de l'eau à 20 degrés en quinze à vingt minutes. La pratique de Reiss et celle de Ziemssen n'ont pas trouvé d'imitateurs en France et nous en sommes restés à l'application des bains tièdes, qui, je le répète, dans les cas de fièvre typhoïde compliquée de phénomènes ataxodynamiques, vous donneront d'excellents résultats.

L'hydrothérapie a été appliquée surtout à deux fièvres éruptives : la variole et la scarlatine.

Préconisées par Razès, les applications de l'eau froide ont été rarement mises en pratique, au siècle dernier, dans le traitement de la variole ; nous voyons cependant le chanoine Hancock, le capucin Rovida l'employer avec succès au début de l'éruption, *Du traitement de la variole par les bains froids.*

mais, comme toujours, c'est Currie qui donne à ces applications de l'eau froide une impulsion véritablement scientifique.

Se basant sur un travail publié par William Watson, qui signalait que les indigènes du Bengale, immédiatement après l'inoculation de la variole, se baignaient deux fois par jour dans l'eau froide pour cesser ces immersions au moment de l'apparition de la fièvre et les reprendre au deuxième jour de l'éruption, Currie appliqua la méthode des affusions à la cure de la variole.

A notre époque, c'est surtout en Allemagne que la méthode a été mise en usage et je dois vous signaler tout particulièrement les travaux de Bohn, Hébra et surtout Curschmann.

Bohn prétend que les bains froids modifient l'éruption et la rendent plus discrète. Hébra (1) suit la pratique suivante : Dès que le diagnostic est certain, on lotionne d'heure en heure le malade avec une éponge plongée dans l'eau à 12 degrés. Quand la suppuration apparaît, on use alors d'eau tiède pour faire ces lotions. De plus, on fait prendre deux à trois fois par jour un bain à 35 degrés d'une durée de quinze à vingt minutes. Curschmann n'applique les bains froids que dans la période d'éruption et d'invasion.

En France, on a peu appliqué la réfrigération à la cure de la variole. Trousseau avait bien recommandé les ablutions froides dans les cas où la variole était compliquée d'accidents cérébraux, mais cette pratique a été peu suivie. Desnos et Huchard, dans l'épidémie de 1870 et 1871, ont expérimenté la méthode réfrigérante dans le traitement de la variole et leur conclusion est peu favorable à ce mode de traitement. Ils ont, en effet, montré que les bains froids ou les affusions d'eau froide n'agissaient pas à titre de méthode antithermique, mais amenaient la sédation du système nerveux.

Clément (de Lyon) (2) a beaucoup vanté l'emploi du bain froid dans le traitement de la variole et ses conclusions sont beaucoup plus favorables que celles de Desnos et Huchard. Pour lui, en effet, les bains froids abaissent notablement la température et cela d'une façon plus durable que dans la fièvre typhoïde. Il y a une sédation très marquée des troubles nerveux, le délire cesse,

---

(1) Hébra, *Traité des maladies de la peau*, t. I, p. 267.
(2) Clément, *Traitement de la variole par les bains froids* (*Lyon médical*, 4 février 1877).

les respirations deviennent moins fréquentes ; enfin, l'éruption est modifiée.

Comme vous le voyez, les opinions sont des plus contradictoires sur les avantages qu'on peut tirer des bains froids dans la période d'invasion et dans les premiers jours de l'éruption. Aussi, en présence de ces contradictions, je crois que nous devons être très ménagers de l'eau froide dans le traitement de la variole et ne l'appliquer que dans des cas tout à fait exceptionnels et plutôt pour combattre les désordres du système nerveux que pour abaisser la température.

Mais, en revanche, l'accord est unanime, lorsque survient la période de suppuration, pour mettre en usage les bains tièdes ; je ne connais pas de meilleur moyen pour combattre la septicémie et l'odeur infecte que développent les varioleux à cette période de suppuration, surtout lorsque l'éruption est confluente, et, pour ma part, j'y ai toujours recours. Enfin, à la période de dessiccation, les bains tièdes et chauds s'imposent dans la cure de la maladie.

Des bains tièdes dans la variole.

La température de ces bains peut varier entre 32 et 35 degrés. Nous pouvons prolonger leur durée et maintenir ainsi le varioleux pendant deux heures et même davantage dans ces bains dont vous pouvez aussi augmenter l'action antiseptique, en ajoutant de l'acide borique, de l'acide salicylique, du phénol, du thymol et même du chloral. Mais n'oubliez pas que la peau ainsi dénudée absorbe rapidement les substances médicamenteuses et usez avec ménagement du phénol et du thymol.

C'est encore à Currie que l'on doit l'usage des affusions d'eau froide dans le traitement de la scarlatine. Il traita même ses deux fils par ce moyen, et voici comment il procédait : lorsque la température chez le scarlatineux dépassait 39 degrés, on le plaçait nu dans une baignoire, puis on lui versait sur le corps quatre ou cinq seaux d'eau froide ; toutes les heures, cette opération était renouvelée.

Du traitement hydro- thérapique de la scarlatine.

En France, c'est Trousseau qui a été le propagateur de cette méthode ; il la réservait pour les cas graves de scarlatine.

En Allemagne, cette méthode de traitement de la scarlatine a été fort employée, et on le comprend facilement lorsqu'on songe à l'hyperthermie qui se produit dans cette affection d'une part, et à l'application que nos confrères d'outre-Rhin ont faite des bains froids à la méthode réfrigérante.

C'est ainsi que Liebermeister, Cohn, Pilz, Mayer, ont employé soit des lotions froides, soit surtout des bains froids dans le traitement de la scarlatine, tout en reconnaissant cependant que l'action antithermique des bains froids est moins favorable dans la scarlatine que dans les autres maladies de l'enfance.

Aujourd'hui cet enthousiasme est bien diminué, et vous ne devrez faire usage des lotions froides dans le traitement de la scarlatine que bien rarement. Cependant, lorsqu'il survient une hyperthermie considérable et des troubles ataxo-adynamiques, je crois que les lotions tièdes peuvent vous rendre quelques services.

Trousseau se servait de l'eau de 20 à 25 degrés, et, avec une éponge imbibée dans cette eau pure ou additionnée d'un peu de vinaigre, on lotionnait rapidement toute la surface du corps. John Taylor pratiquait l'enveloppement, mais avec de l'eau chaude ; il se servait d'une chemise de nuit fendue par le devant, qu'on trempait dans l'eau chaude, que l'on tordait et dont on enveloppait l'enfant ; puis on l'entourait de deux couvertures et d'un édredon.

Je crois donc, en résumé, que dans la scarlatine ce n'est qu'exceptionnellement que vous aurez recours à l'eau froide et à l'eau chaude et que, pour combattre l'hyperthermie, vous recourrez aux médicaments antithermiques.

Avant de passer au traitement, par l'eau froide, des autres maladies locales inflammatoires, je dois dire quelques mots de la suette miliaire, que l'on a aussi combattue par ce moyen. C'est ainsi que dans les épidémies de Picardie et du Languedoc, on a employé des lotions avec de l'eau froide ; je ne sache pas que ce moyen ait été remis en usage dans la récente épidémie qui vient de frapper quelques-uns de nos départements du centre de la France, et je passe maintenant au traitement par les bains froids des maladies locales inflammatoires. Je vous parlerai surtout du rhumatisme hyperthermique et de la pneumonie.

Du traitement du rhumatisme cérébral par les bains froids. Il est certaines formes de rhumatismes, le plus souvent compliqués d'accidents cérébraux, dans lesquelles on voit la température atteindre des chiffres très élevés, tels que 41, 42 et même, assure-t-on, 44 degrés ; pour combattre cette hyperpyrexie on a conseillé l'emploi de l'eau froide. Déjà Stckler et Suret, en 1864, employaient des compresses d'eau froide et des lotions pour combattre ces formes hyperthermiques. Mais c'est surtout en Angleterre que cette méthode a pris le plus d'extension, et nous voyons Sidney et Ringer, en 1867, et Wilson Fox, en 1871, employer les immersions dans l'eau froide, pratiques auxquelles Maurice Raynaud, Féréol, Blachez, Colrat (de Lyon) (1) donnèrent un éclat nouveau par les guérisons qu'ils obtinrent de rhumatismes cérébraux par les bains froids de 1874 à 1877.

Mais, aujourd'hui, cette méthode est complètement abandonnée, et cela parce que, grâce à la médication salicylée, nous avons une action réelle et efficace sur le rhumatisme, de telle sorte que nous n'observons plus de ces rhumatismes hyperthermiques, et, si on en observait encore, je crois que l'on pourrait les combattre plus efficacement avec l'antipyrine qu'avec les méthodes réfrigérantes par l'eau froide.

La pneumonie, ce type des maladies inflammatoires aiguës fébriles, n'a pas échappé au traitement par le bain froid, et si l'on en croit Lœber (de Breslau), cette médication constitue le meilleur mode de traitement de la pneumonie fibrineuse.

Liebermeister a fourni à l'appui de cette méthode une statistique très favorable en montrant qu'à l'hôpital de Bâle, avant l'emploi des bains froids, la mortalité par pneumonie était de 23 pour 100 ; elle se serait abaissée à 16,5 pour 100 depuis l'emploi de la médication réfrigérante. Jurgersen partage le même enthousiasme, à ce point qu'il a traité sa fille atteinte de pneumonie par cette méthode.

Mayer (d'Aix-la-Chapelle) a généralisé l'emploi des bains au traitement de la pneumonie chez les enfants, et nous voyons parmi ses observations un jeune enfant de dix-sept mois, qui prend ainsi, pour une pneumonie fibrineuse, soixante bains à 23 degrés en l'espace de onze jours. Ces bains s'appliquent tout autant à la pneumonie catarrhale qu'à la pneumonie fibrineuse.

Ce sont là de véritables exagérations et rien ne démontre que l'usage des bains froids soit plus profitable que tout autre dans

Du
traitement
de
la pneumonie
par
les bains
froids.

(1) Maurice Raynaud, *Application de la méthode des bains froids au traitement du rhumatisme cérébral* (*Journal de thérapeutique*, n° 22, 1876 ; Société médicale des hôpitaux ; *Union médicale*, n° 465, 1875).— Blachez, *Rhumatisme cérébral, traitement par les bains froids. Guérisons* (*Gazette hebdomadaire de médecine et de chirurgie*, 1875, n⁰ˢ 7 et 8). — Colrat, *Rhumatisme cérébral, traitement par les bains froids. Guérisons* (*Lyon médical*, 1875, n° 39). — Féréol, *Efficacité des bains froids dans le rhumatisme cérébral* (Société des hôpitaux, 8 juin 1877).

le traitement de la pneumonie, et, comme cette médication n'est pas exempte de dangers, sauf quelques applications faites par l'École lyonnaise, elle n'a pas été mise en usage dans notre pays.

Aujourd'hui, même en Allemagne, la médication de la pneumonie par le bain froid paraît abandonnée, et lorsque dans le cours cyclique de la pneumonie il survient de l'hyperthermie, nous la combattons au même titre que les autres symptômes par nos médicaments antithermiques.

Du traitement des maladies pestilentielles par l'eau froide. Pour être complet, je devrais vous signaler encore l'action de l'eau froide dans la fièvre jaune, la peste et le choléra ; je ne vous en dirai que quelques mots. Dans certaines épidémies de fièvre jaune, les médecins qui pratiquent dans les pays tropicaux ont employé le froid ; ils plongeaient leurs malades dans des bains presque glacés. D'autres, comme Vright, se sont servis d'affusions froides. Jaccoud, au contraire, a préconisé les lotions.

Pour la peste, on a aussi employé les applications du froid et dès 1771, Samoïolowitz, médecin de Catherine II, conseillait des frictions avec la glace pour le traitement de cette maladie et il donnait à cette méthode le nom de *Antipestilentiale Catharinæ II.* Cette médication a été reprise depuis et nous voyons dans la récente épidémie observée en Perse et sur les bords de la mer Noire, les bains froids appliqués avec succès pour le traitement de cette affection.

Enfin, dans le choléra, on a employé l'hydrothérapie. Conseillé d'abord par Burggières (1), l'emploi du froid dans le traitement du choléra a surtout été défendu par Boulet, qui voulait combattre principalement les manifestations nerveuses si multiples qu'offre cette maladie. Je ne sache pas que cette médication ait fait beaucoup de prosélytes, et malgré l'appui que lui a prêté Grésinger elle paraît abandonnée. Labadie-Lagrave donne à ce propos dans son excellente thèse sur le froid le tableau suivant :

STATISTIQUE.

	Malades.	Guérisons.	Décès.
1849 (Burggières).....................	6	4	2
1866 (J. Boulay).....................	12	7	5
1866 (J. Besnier).....................	12	12	»
Totaux.....................	30	23	7

Mortalité proportionnelle : 17,5 pour 100.

(1) Burggières, *Choléra-morbus observé à Smyrne*, Paris, 1849.

Telles sont, messieurs, les considérations que je voulais vous présenter sur l'hydrothérapie. Dans les conférences précédentes, je vous ai montré les avantages thérapeutiques de l'exercice, du massage, de l'eau froide. Il me reste, pour terminer mon sujet, à vous exposer la part que le médecin peut tirer de l'air et du climat pour la cure des maladies. C'est ce que je ferai dans mes dernières leçons.

ONZIÈME CONFÉRENCE

DE L'AÉROTHÉRAPIE.

MESSIEURS,

Comme je vous le disais dans mes leçons de *Clinique thérapeutique* (1), l'homme, attaché au sol, vit dans le bas-fond d'un océan aérien qui a ses courants, ses tempêtes, son flux et son reflux, c'est l'atmosphère. Le médecin peut utiliser cette atmosphère pour la cure des maladies et il le fait surtout sous deux formes particulières : soit en se servant de cet air qu'il raréfie ou comprime artificiellement, c'est l'aérothérapie proprement dite ; soit en utilisant cet ensemble d'éléments météorologiques qui constitue le climat, c'est la climatothérapie. Je me propose de consacrer mes dernières conférences d'hygiène thérapeutique à cette étude et je commencerai aujourd'hui par l'aérothérapie.

En m'en tenant à la définition que je viens de donner de l'aérothérapie, je laisserai de côté dans cette leçon tout ce qui constitue l'atmosphère, ses pressions et ses courants, et je ne m'occuperai que des moyens que l'on a mis en usage pour comprimer et raréfier l'air et pour appliquer cette compression et cette décompression à la cure des maladies, me réservant de revenir sur tous les autres points dans les leçons que je consacrerai à la climatothérapie.

La cloche à plongeur représente la première application de l'air comprimé aux besoins de l'homme ; cette cloche était connue des anciens, si l'on en croit le passage suivant d'Aristote dans ses *Problèmes :* « On procure au plongeur, dit le célèbre philosophe grec, la faculté de respirer en faisant descendre dans l'eau une chaudière ou cuve d'airain qui ne se remplit pas d'eau ; Historique.

(1) Dujardin-Beaumetz, *Clinique thérapeutique*, 5e édit., 1888, t. II, *Leçon sur l'aérothérapie.*

si on la force à s'enfoncer perpendiculairement. » Même à cette
époque, on aurait perfectionné cette cloche à plongeur en renou-
velant l'air à l'aide d'un tuyau qu'Aristote compare à la trompe
de l'éléphant. Si l'on en croit même Roger Bacon, les anciens
auraient connu le scaphandre, puisque, d'après cet illustre phy-
sicien, Alexandre le Grand se servit de machines « avec lesquelles
on marchait sous l'eau, sans péril de son corps, ce qui permit
à ce prince d'observer les secrets de la mer. »

En tous cas, ces faits étaient tombés dans l'oubli, et il faut
arriver au seizième siècle pour voir de nouveau la cloche à plongeur mise en usage, et l'on attribue cette nouvelle découverte à
Sturmius. En 1538, en présence de Charles-Quint, des Grecs
descendent au fond du Tage à Tolède ; l'expérience est renouvelée en 1552, cette fois à Venise. Mais c'est l'astronome anglais
Halley qui fait de cette cloche à plongeur un instrument pratique, en donnant un procédé pour renouveler l'air dans la
cloche, ce qui permet un séjour plus prolongé des ouvriers dans
l'appareil. Enfin, en 1786, Smeaton ajoute le dernier perfectionnement, qui consiste à se servir d'une pompe foulante qui envoie
dans la cloche l'air nécessaire à la respiration. C'est à la même
époque, en 1782, que l'on voit poindre les premiers éléments de
l'action thérapeutique de cet air comprimé.

La Société des sciences de Harlem, ville où l'on utilisait les
cloches à plongeur pour les travaux d'hydraulique, met au concours le sujet suivant : 1° décrire l'appareil le plus propre à faire
de la façon la plus commode et la plus assurée des expériences
sur l'air condensé ; 2° rechercher avec cet appareil l'action de
l'air condensé dans des cas différents, s'occuper en outre de
l'influence de cet air sur la vie animale, l'accroissement des
plantes et l'inflammabilité des diverses espèces d'air. Je ne sais
quelle fut la réponse faite aux questions posées par la Société
des sciences de Harlem, mais, en tous cas, à cette société revient
l'honneur d'avoir appelé la première l'attention sur l'action
physiologique de l'air comprimé et provoqué des recherches à
cet égard.

Hamel.   Bien des années plus tard, en 1820, Hamel (1), en faisant une
descente dans une cloche à plongeur à Howth (près de Dublin),

_____

(1) Hamel, *Des effets produits par le séjour dans la cloche des plon-
geurs* (in *Journal universel des sciences médicales*, t. XIX, p. 120, 1820).

observe sur lui-même l'action douloureuse de l'air comprimé sur la membrane du tympan et en conclut que cet air pourrait être utilisé à la cure de la surdité. Il remarque aussi, et c'est là un point important, que la respiration dans ces cloches à plongeur se fait plus facilement qu'à l'air libre.

Six ans après, Colladon renouvelle l'expérience de Hamel et reconnaît, comme lui, que l'air comprimé pourrait être utilisé dans la cure de la surdité, et il ajoute la remarque suivante que je copie textuellement : « Un des ouvriers, respirant habituellement avec une grande difficulté, se trouva complètement guéri peu de temps après avoir entrepris le travail de la cloche. » Ces faits étaient passés inaperçus et il nous faut arriver aux années 1835, 1837 et 1838 pour voir s'établir d'une façon scientifique les bases de l'aérothérapie. Et, tandis que l'industrie, suivant les indications que l'ingénieur français Triger lui fournit en 1839, va utiliser désormais l'air comprimé à fortes pressions, pour exécuter des travaux à de grandes profondeurs, la médecine, au contraire, ne se servira que de faibles pressions pour la cure des maladies.

Trois noms français sont attachés à cette découverte. Ce sont ceux de Junod, de Pravaz et de Tabarié. Junod (1), en 1835, communique à l'Académie des sciences un premier travail sur les effets physiologiques de l'air comprimé et de l'air raréfié et insiste plus longuement sur les effets de l'air raréfié, qui serviront de base à la méthode qui porte son nom. Il signale cependant certains effets de l'air comprimé et en particulier les effets sur la respiration et la circulation. « Le jeu de la respiration, dit-il, se fait avec une facilité nouvelle. La capacité du poumon semble augmenter, les inspirations sont plus grandes et moins fréquentes. » Cependant Magendie, chargé de faire le rapport sur ce sujet, rapport qui accordait à l'auteur une récompense de 2000 francs, considère cet air comprimé comme n'étant pas susceptible d'application médicale.

Pravaz (2), en 1837, fait connaître les résultats qu'il a obtenus avec l'air comprimé et il insiste surtout sur l'excitation des organes digestifs qui va jusqu'à produire une véritable boulimie;

Colladon.

Junod.

Pravaz.

---

(1) Junod, *Archives de médecine*, 2e série, t. IX, p. 167 et 172; Académie des sciences.

(2) Pravaz, Académie nationale de médecine, 6 décembre 1837.

il signale un des premiers l'augmentation dans la quantité d'urine
émise et surtout dans le chiffre de l'urée. Enfin, il appuie, comme
les auteurs précédents, sur la facilité de la respiration, et voici
comment il s'exprime à cet égard : « Le sentiment d'une respiration plus facile, plus large, n'est pas éprouvé au même degré
par tous les sujets qui sont placés dans l'air comprimé. Ceux qui
respirent habituellement avec ampleur s'en aperçoivent à peine,
mais il n'en est pas de même des malades ou des valétudinaires
atteints de dyspnée plus ou moins prononcée, soit par une
affection des organes thoraciques, soit par un état de pléthore
veineuse; ils éprouvent en général une sensation de bien-être
extraordinaire qui leur persuaderait qu'ils sont guéris, si elle se
prolongeait hors du bain. »

Tabarié. Tabarié (1), qui n'était pas médecin, comme le dit à tort Paul
Bert, mais ingénieur, et dont les recherches sur l'air comprimé
remontaient à 1832, communiqua, en 1838, ses travaux à l'Académie des sciences. Il établit d'abord, à Chaillot, le modèle de
cloche qui sert encore aujourd'hui de type pour la construction
des bains d'air comprimé, puis le transporta à Montpellier, où le
docteur Bertin (2), professeur agrégé à la Faculté, fut chargé de
diriger ce premier établissement aérothérapique, et c'est d'après
les observations qu'il recueillit à cet établissement qu'il fit paraître son travail sur les bains d'air comprimé.

Puis il arriva pour l'aérothérapie ce qui s'était déjà passé pour
le massage, et, malgré la découverte faite en France des applications médicales de l'air comprimé, ce fut à l'étranger que cette
méthode prit le plus d'extension, et c'est là aussi qu'on entreprit
les expériences les plus nombreuses pour étudier l'action physiologique de ces bains d'air comprimé.

En Allemagne, nous voyons Lange établir à Johannisberg un
appareil à air comprimé, et Rudolph von Vivenot (3) commence
en 1860 ses recherches physiologiques, qui servent de base au
magnifique traité qu'il publie en 1868, et qui est l'ouvrage le

---

(1) Tabarié, *Sur les effets des variations de la pression atmosphérique
sur la surface du corps (Comptes rendus de l'Académie des sciences*, t. VI,
p. 896, 1838).

(2) Bertin, *Étude clinique de l'emploi des bains d'air comprimé.* Paris-
Montpellier, 1868.

(3) Von Vivenot, *Zur Kenntniss die Physiologischen Wirkungen und
der Therapeutischen Anwendung der Verdichteten Luft.* Erlangen, 1868.

plus considérable et le plus complet sur la matière. Sandalh (1),
de son côté, fonde en 1862 un établissement aérothérapique à
Stockholm et il recueille 1464 observations. Puis paraissent les
observations de Freud (2), d'Elasser, et surtout un remarquable
travail de Panum (3), et enfin le mémoire de von Liebig (4).

La France cependant reprenait à nouveau cette question, et,
aux travaux de Bertin, de Millet, qui avait fondé un établissement à Nice, vinrent se joindre bientôt les études de Jean Pravaz, les thèses de Bucquoy (5), de Tronchet, de Torreille, de
Crand, de Rouxel et surtout le remarquable volume de Paul
Bert, *la Pression barométrique* (6), qui valut à son auteur, en
1875, le grand prix biennal de l'Institut. Citons encore les
études de Fontaine et les travaux de Mœller.

C'est dans l'ensemble de ces mémoires que je puiserai les principaux éléments de cette leçon, en complétant ainsi les indications que j'ai déjà fournies sur ce sujet dans ma *Clinique
thérapeutique* (7) à propos des maladies du poumon.

La compression ou la raréfaction de l'air dans ses applications thérapeutiques est faite à l'aide de deux procédés : dans
l'un, ce sont des chambres hermétiquement closes où l'on comprime cet air, constituant ainsi ce que l'on appelle les *bains
d'air comprimé*. Dans l'autre système, ce sont des appareils transportables où l'on peut comprimer ou raréfier l'air à volonté et le
malade aspire ou expire cet air raréfié ou comprimé. J'étudierai
dans deux chapitres distincts ces deux procédés de l'aérothérapie,
et je commencerai par la partie la plus importante de mon sujet,
c'est-à-dire l'application des chambres pneumatiques à la cure
des maladies.

(1) Sandalh, *Om Verhmingarne al Foertätad luft pae den Menskliga
organismen, i Fysiologiskt och Terapeutiskt hanseeden.*

(2) Freud, *Erfahrungen über Anwendung der Comprimirten Luft*
(*Wiener Med. Press*, 1860).

(3) Panum, *Untersuchungen über die Physiologischen Wirkungen der
Comprimirten Luft* (*Pfluger's Archiv für Physiologie*, t. I, p. 125-165,
1868.

(4) Von Liebig, *Ueber das Athmen intererhörthen Luftdruck* (*Zeitschrift für Biologie*, vol. V, p. 1-27, novembre 1869).

(5) Bucquoy, *Action de l'air comprimé sur l'économie humaine* (Thèse
de Strasbourg, 1861, n° 546.)

(6) P. Bert, *la Pression barométrique*. Paris, 1878.

(7) Dujardin-Beaumetz, *Clinique thérapeutique*, t. II, Leçon sur l'aérothérapie, 5e édit., 1888.

Toutes ces chambres, où on administre les bains d'air comprimé, sont d'une construction identique : ce sont des cloches
métalliques de dimensions variables, en moyenne de 8 mètres
cubes, et dans lesquelles on comprime l'air à l'aide de différents
procédés. Les uns emploient des pompes à clapet, d'autres,
comme Forlanini, à Milan, utilisent la pression de l'eau; Fontaine se servait aussi d'un compresseur hydraulique, et c'est,
comme vous le savez, dans les perfectionnements qu'il voulait
apporter à cet appareil, qu'il a trouvé la mort. Dans l'établissement de mon élève, le docteur Dupont, établissement que je vous
ai montré, vous avez vu que la compression de l'air était obtenue
par un système qui consiste à emprunter cet air comprimé aux
conduits qui après l'avoir puisé dans les hauteurs de Belleville,
le distribuent comme moteur mécanique, à différents usages
industriels et en particulier aux horloges pneumatiques établies
dans nos principales rues et places publiques.

L'air comprimé pénètre dans ces cloches soit à la partie supérieure, soit à la partie inférieure; dans l'établissement Dupont,
c'est par la partie inférieure et sous le plancher même de la
cloche. Un tube placé à la partie supérieure entraîne l'air au dehors; un manomètre, placé dans les parois de la chambre pneumatique, permet de juger la pression de l'air contenu dans la cloche.

La pression que l'on obtient dans ces chambres ne dépasse
pas deux cinquièmes d'atmosphère et varie de 25 à 30 centimètres
de la colonne de mercure. Paul Bert pense que l'on pourrait
même utiliser des pressions beaucoup plus fortes de 1 à 2 atmosphères; mais ces pressions n'ont jamais été faites, et ceci
résulte de la difficulté d'avoir des cloches assez résistantes pour
supporter de pareilles pressions. Vous avez pu constater *de visu*
quelle épaisseur déjà ces cloches doivent présenter pour résister
à une pression de deux cinquièmes d'atmosphère.

Pour l'administration de ces bains, voici comment on procède : le malade entre dans la cloche pneumatique et l'on ferme
hermétiquement la porte; grâce à des lucarnes munies de vitres
épaisses qui laissent la lumière pénétrer dans la cloche pendant
le jour, grâce à la lumière électrique pendant la nuit, le malade
peut lire et s'occuper dans la cloche, qui est munie d'une table
et de fauteuils, ce qui permet au malade d'y séjourner sans trop
d'ennuis. Vous pouvez juger de cette disposition par le dessin ci-
joint (voir fig. 5). Vous avez même pu voir une cloche assez vaste

pour constituer un véritable salon où plusieurs personnes peuvent être réunies. Le malade communique à l'extérieur à l'aide d'un téléphone. On a même construit des doubles cloches qui permettent au médecin de pénétrer à tous moments dans la salle où se trouve placé le malade, et cela en entrant d'abord dans la première pièce, puis en en refermant la porte, et lorsque l'air est comprimé dans cette première pièce au même titre que dans la seconde, on peut ouvrir la seconde porte. Un de ces modèles se trouve à l'établissement Dupont.

Une fois le malade placé dans la cloche, on ouvre graduellement le robinet amenant l'air comprimé et l'on ferme, d'une quantité égale, le robinet de sortie de l'air, de manière à amener en une demi-heure la pression au point voulu. Puis, pendant une heure, le malade reste dans cet air comprimé, et, au bout de ce temps, c'est la manœuvre inverse que l'on fait : on diminue l'entrée de l'air, de manière à faire disparaître la compression en une demi-heure, de telle sorte que le bain d'air comprimé a duré ainsi deux heures ; une demi-heure est nécessaire pour produire la compression, une autre demi-heure pour

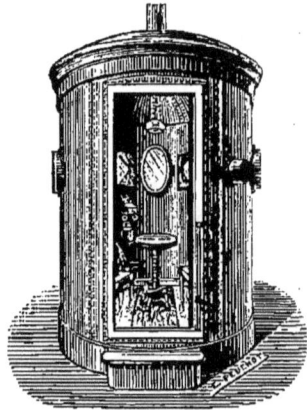

Fig. 5.

la décompression et une heure pendant laquelle le malade reste dans l'air comprimé.

La compression, comme je l'ai dit tout à l'heure, varie peu ; elle est au maximum de 35 centimètres de la colonne mercurielle ; cependant, dans les premières séances, on n'atteint pas cette pression et on s'en tient aux pressions de 15 à 20 centimètres et on augmente progressivement tous les jours de 2 à 3 centimètres. Ces bains doivent être pris tous les jours ou tous les deux jours. Il est bien entendu que l'on peut compléter cette action de l'air comprimé en faisant pénétrer dans la cloche soit de l'oxygène, soit de l'air chargé de vapeurs balsamiques. Une fois que vous connaissez bien la disposition de ces bains, nous allons en étudier l'action physiologique et nous examinerons successivement les effets de ces bains d'air comprimé sur la respiration, la circulation et la nutrition.

Dès les premières observations faites sur l'action physiologique des bains d'air comprimé, on signala la faculté de respiration que l'on éprouvait dans les cloches pneumatiques, et, dans
le court historique que je vous ai fait, je vous ai montré que,
dès 1820, Hamel insistait sur ce point, et qu'en 1826, Colladon
renouvelait encore ces mêmes affirmations. Depuis, toutes les expériences qui ont été faites à ce sujet ont confirmé l'heureuse
influence de l'air comprimé sur la respiration. Je dois vous
signaler tout particulièrement les recherches de von Vivenot à
cet égard, recherches qui ont porté sur la capacité respiratoire,
sur le nombre des inspirations et leur intensité.

Von Vivenot constata tout d'abord, et cela surtout à l'aide du
spiromètre, que l'air comprimé augmente la capacité pulmonaire
et que cette augmentation est en moyenne de $\dfrac{1}{31,5}$ du volume
du poumon, soit 3,3 pour 100, mais le point le plus important
et qui doit nous intéresser le plus, c'est que cette augmentation
de la capacité pulmonaire n'est pas passagère, elle se prolonge
après le bain d'air comprimé et peut se maintenir pendant des
mois, si le nombre des séances a été assez considérable.

C'est ainsi que von Vivenot, après avoir pris, en cent quarante-
trois jours, cent vingt-deux bains d'air comprimé, vit sa capacité
pulmonaire, qui était avant l'expérience de 3 051 centimètres
cubes, s'élever à 3 794 centimètres cubes, augmentant ainsi,
dans l'espace de trois mois et demi, de 743 centimètres cubes,
c'est-à-dire de près du quart de son volume primitif (24 pour 100).

Pour le nombre des respirations, elles sont toujours dimi-
nuées d'une à trois par minute; le maximum de cette diminution a été constaté chez deux emphysémateux dont les inspirations
étaient de 30 par minute avant l'entrée dans la cloche pneumatique et qui n'en eurent plus que 16 dans l'air comprimé.

Comme pour l'augmentation de la capacité pulmonaire, cette
augmentation n'est pas passagère; elle se prolonge après les bains.
Ainsi, dans les expériences précédentes faites sur lui-même, von
Vivenot observa que le nombre d'inspirations, qui était de 16
par minute avant l'expérience, est tombé, après les cent vingt-
deux bains d'air comprimé et dans l'espace de trois mois et demi,
à 4,5 par minute, et, cinq mois après l'expérience, le nombre des
inspirations par minute n'était que de 5,4.

Mais si le nombre des inspirations diminue, leur ampleur

augmente, et, ici encore, von Vivenot nous a donné des renseignements très importants. Il se servait d'un appareil spécial, le
thoracomètre, qui lui permettait d'observer la dilatation de la
circonférence thoracique à chaque inspiration. Avant l'entrée
dans le bain d'air comprimé, cette dilatation était de 12^{mm},39.
Après une heure de séjour, elle était de 17^{mm},22, et à la fin de
18^{mm},14, de telle sorte qu'en résumé il y a diminution progressive de la fréquence des inspirations en même temps qu'augmentation de la profondeur de chacune d'elles.

Quant au rythme, von Vivenot a observé que le bain d'air
comprimé rendait l'inspiration plus facile et l'expiration plus
lente; tandis qu'à la pression ordinaire la durée de l'inspiration
est à celle de l'expiration comme 4 est à 3, dans le bain d'air comprimé ce rapport est de 4 à 7 et même de 4 à 11. Le tracé suivant, où la ligne pointillée indique la modification apportée par
l'air comprimé, montre l'influence de l'air comprimé sur les
deux temps des mouvements respiratoires :

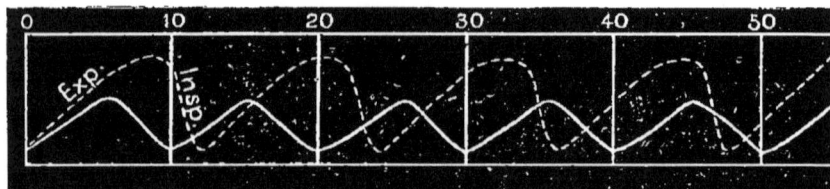

Fig. 0.

Panum arrive absolument au même résultat, et le tableau que
je mets sous vos yeux montre aussi cette augmentation dans
la capacité pulmonaire et cette diminution dans les mouvements
respiratoires.

	AIR COMPRIMÉ.		PRESSION NORMALE.	
	Quantité d'air à chaque mouv. respir. en cent. cubes.	Nombre des mouvem. respira- toires.	Quantité d'air à chaque mouv. respir. en cent. cubes.	Nombre des mouvem. respira- toires.
Respiration tranquille	631,8	13,5	563,5	14,2
—	745,6	10,8	679,5	11,9
Respiration forte et profonde.	1326,4	8,4	1314,6	9,9
Respirations aussi fortes et aussi rapides que possible.	2301,6	6,4	1846,7	12,7
Respirations aussi lentes et faisant circuler aussi peu d'air que possible.........	1216,4	4,2	930,3	5,8

Paul Bert, dans les expériences qu'il fit sur lui-même, a aussi noté cette augmentation de la capacité pulmonaire. Ainsi, l'expiration la plus forte qu'il put faire fut de $3^l,75$; pendant le bain d'air comprimé, cette quantité s'éleva à $3^l,99$, ce qui correspond à une augmentation de 240 centimètres cubes, soit 6,9 pour 100. Chez son chef de laboratoire, Regnard, cette augmentation fut beaucoup plus considérable, puisqu'elle atteignit 450 centimètres cubes, soit 11 pour 100. Mais, comme le fait remarquer Bert, la valeur de la ventilation pulmonaire, c'est-à-dire la quantité d'air qui, pendant une minute, traverse le poumon, reste la même, et cela se comprend si on se reporte aux expériences précédentes de von Vivenot, qui nous montrent que si les inspirations sont plus profondes, elles sont plus rares.

Action sur la circulation. C'est encore dans le travail de von Vivenot (1), et en particulier dans celui qu'il a publié dans les *Archives* de Virchow en 1885, que l'on trouve les indications les plus précises sur l'action de l'air comprimé sur la circulation.

Von Vivenot a constaté d'abord la diminution du nombre de pulsations; c'est ainsi que sur lui-même, avant d'entrer dans la cloche, le pouls radial donnait 79,3 pulsations par minute. Il s'abaissait à 75,3 dans la cloche, et cette diminution atteignait 71,66 à la fin de l'expérience, c'est-à-dire au bout d'une heure. De retour à la pression ordinaire, le pouls était encore à 72,41. Cet abaissement a été constaté 375 fois dans les 423 observations recueillies par von Vivenot; 18 fois il n'y avait eu aucun changement, et 39 fois il y avait eu accélération. Le tracé sphygmographique est lui-même modifié; la ligne d'ascension diminue et elle est plus oblique. Vous pouvez d'ailleurs en juger par le tracé que je mets sous vos yeux (fig. 7).

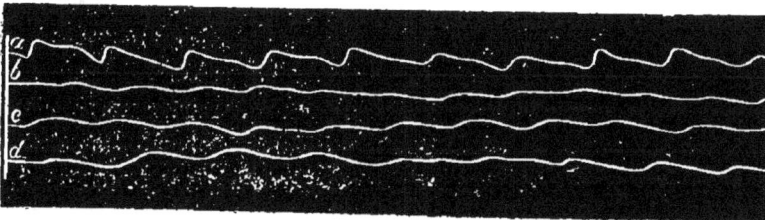

Fig. 7.

(1) Von Vivenot, *Virchow's Archiv*, Bd. XXXIV; Berlin, 1865; p. 515. 591. Traduit par Lorain, *le Pouls*, 1870.

La ligne *a* montre le tracé à l'état normal; la ligne *b*, le tracé quand la pression augmente dans la chambre, la ligne *c*, lorsqu'elle reste constante, et enfin la ligne *d*, lorsque l'individu revient à la pression normale.

Pour von Vivenot, cette lenteur dans le pouls et cette modification dans le tracé sphygmographique sont des effets mécaniques et résultent de la pression de l'air sur la périphérie du corps.

Cette diminution dans le nombre des pulsations a été constatée par presque tous les auteurs, et l'une des observations les plus intéressantes est celle qui a été publiée par Marc, qui concerne un de ses confrères, le docteur Stachelauzen, atteint d'emphysème pulmonaire, et où est notée la diminution du pouls et des inspirations. Le tableau suivant nous montre bien cette double action.

		JUILLET.																				
		1	2	3	4	5	6	7	8	9	10	11	12	13	14	15	16	17	18	19	20	21
Pouls.	Hors de l'appareil.	90	78	80	80	88	80	78	76	80	80	78	80	80	78	80	80	80	76	80	80	80
	Dans l'appareil.	76	70	76	76	75	71	68	66	75	80	72	76	68	68	68	72	68	70	65	68	68
Mouv^{nts} respir.	Hors de l'appareil.	18	18	18	18	16	16	14	15	14	16	16	16	14	14	16	14	14	14	14	14	14
	Dans l'appareil.	12	12	14	12	12	12	12	11	10	12	11	12	11	12	11	11	12	12	12	10	10

Dans ses expériences, Paul Bert note aussi la diminution du pouls; ainsi, son pouls, qui avant l'entrée dans la cloche était de 76, descend à 62 à la sortie de la chambre pneumatique; il fait observer toutefois que ce même abaissement du pouls peut se produire lorsqu'il reste immobile et assis pendant longtemps.

On a aussi étudié l'effet des bains d'air comprimé sur la tension artérielle. Von Vivenot avait fait, à cet égard, des premières expériences qui avaient conclu à l'augmentation de la tension artérielle sous l'influence de l'air comprimé. Paul Bert a repris ces expériences d'une façon plus précise et a montré que la pression du sang était augmentée dans l'air comprimé et que cette augmentation était un résultat dû à l'action mécanique de l'air comprimé sur la surface du corps.

L'action sur la nutrition, qui est un des effets thérapeutiques les plus puissants de l'air comprimé, est très intéressante et vous me permettrez d'y insister un peu longuement.

Trois ordres de preuves ont été donnés pour montrer l'action favorable du bain d'air comprimé sur la nutrition; les uns ont cherché cette démonstration dans l'accroissement du chiffre de l'urée; les autres, dans l'augmentation de la quantité d'oxygène absorbé et d'acide carbonique éliminé; d'autres enfin dans l'augmentation du poids du sujet.

C'est Jean Pravaz qui, dans sa thèse soutenue, le 9 août 1875, à la Faculté des sciences de Lyon, a, le premier, signalé l'accroissement de l'urée sous l'influence des bains d'air comprimé. Soumettant le sujet en expérience à un régime toujours identique, il a montré qu'il y avait augmentation dans le chiffre de l'urée et que cette augmentation se montre surtout au début de la compression et est plus forte avec de faibles pressions à 20 centimètres, par exemple, qu'à des pressions plus fortes. Pour lui aussi, l'augmentation de la température du corps suivrait l'augmentation dans le chiffre de production de l'urée.

Paul Bert, de son côté, a fait des expériences sur les animaux et a constaté à son tour que le séjour des chiens dans l'air comprimé augmentait la sécrétion de l'urée; que de $8^g,1$ qu'elle était en moyenne à l'état normal chez ces animaux, elle est montée à $9^g,5$ après un séjour de neuf heures dans l'air comprimé. Seulement, il faut noter ici, contrairement à l'opinion soutenue par Jean Pravaz, que la pression était très forte et atteignait 3 atmosphères.

C'est Georges Liebig (1) qui a étudié la modification apportée à la quantité d'oxygène absorbé et d'acide carbonique exhalé sous l'influence des bains d'air comprimé : la consommation moyenne de l'oxygène à la pression normale était de $7^g,058$, elle s'est élevée à $7^g,481$ dans l'air comprimé; pour l'acide carbonique, on a aussi constaté une augmentation dans la production.

Paul Bert a repris ces expériences, mais sur des animaux qu'il laissait vivre dans l'air comprimé et a constaté aussi qu'il y avait augmentation dans l'absorption d'oxygène et dans la production d'acide carbonique. Mais cette augmentation atteint son maxi-

(1) G. Liebig, *Ueber die Sauerstoffaufnahme in der Lungen bei gewœhnlichem und erhœhtem Luftdruck* (*Pflüger's Archiv*, Bd. X, p. 479-536 ; 1875).

mum vers 2 atmosphères, et, à partir de ce moment, il y a diminution.

Quant à l'augmentation du poids, les études ont été faites par Simonoff, directeur de l'établissement aérothérapique de Saint-Pétersbourg. D'après lui et le docteur Katschenowsky, si le régime reste identique, le bain d'air comprimé amènerait une diminution de poids, mais, comme le séjour dans la cloche pneumatique augmente l'appétit, si on laisse l'individu manger à sa guise, on constate au contraire une augmentation notable du poids. Voici, sur 53 personnes mises en observation, les résultats obtenus :

32 pesaient davantage après le bain ; ce poids était en moyenne de 1079 grammes ;

2 n'avaient eu aucune modification ;

19 avaient diminué de poids, en moyenne 786 grammes.

Comme on le voit, il n'est pas douteux que les bains d'air comprimé aient une action favorable sur la nutrition ; nous verrons, par la suite de cette leçon, les applications que la thérapeutique a faites de ces effets sur la nutrition.

Maintenant que nous connaissons l'action physiologique des bains d'air comprimé, nous allons étudier leurs applications à la cure des maladies, et nous suivrons ici le même ordre que nous avons adopté pour l'action physiologique, c'est-à-dire que nous examinerons son application d'abord dans les maladies du poumon, puis dans les troubles de la circulation et enfin dans les maladies consomptives, où la nutrition est profondément perturbée. Commençons tout d'abord par les maladies de l'appareil respiratoire.

Le bain d'air comprimé augmente, nous l'avons vu, la capacité respiratoire ; il diminue le nombre des inspirations dans de très notables proportions, mais augmente la profondeur de ces inspirations. Ce moyen devra donc être appliqué dans tous les cas de dyspnée et plus particulièrement dans la dyspnée asthmatique, où l'on trouve une diminution considérable de la capacité respiratoire et une augmentation très accusée du nombre des inspirations.

Action thérapeutique des bains d'air comprimé.

C'est en effet dans la cure de l'asthme que les bains d'air comprimé ont donné les meilleurs résultats. Mais dire que le bain d'air comprimé s'applique au traitement de l'asthme est absolument insuffisant, et, si on s'en tenait à cette simple

Des bains d'air comprimé dans l'asthme.

formule, on aurait, comme le dit Mœller (1), de grands mécomptes.

L'asthme est, en effet, une maladie le plus souvent symptomatique, et, avant de conseiller une cure aérothérapique, il est bien important de spécifier l'origine de l'asthme. En effet, dans l'asthme dit *essentiel*, l'aérothérapie a peu d'action ; il en est de même de celui qui résulte, comme le veulent les récents travaux de l'Ecole allemande, des troubles de la muqueuse nasale ; dans tous ces cas, le bain d'air comprimé sera impuissant à empêcher le retour des accès dyspnéiques. Mais où cette médication deviendra active et curatrice, c'est dans les suites de l'asthme nerveux, c'est-à-dire pour combattre l'emphysème pulmonaire, conséquence fatale des accès de dyspnée, et il serait plus juste de dire que les bains d'air comprimé combattent l'emphysème pulmonaire que l'asthme lui-même.

L'action favorable de ces bains d'air comprimé est facilement expliquée : en augmentant la profondeur et l'amplitude de chaque inspiration, ces bains permettent d'établir un courant d'air dans les dernières alvéoles bronchiques, de les vider et de permettre ainsi au tissu pulmonaire de reprendre sa contractilité première. On a donc pu dire avec raison qu'on avait guéri des emphysémateux par l'usage de ces bains. Mais ces faits sont rares et, le plus souvent, on soulage l'emphysémateux et on le voit, après une quinzaine de bains, garder pendant plusieurs mois et même pendant une année, le bénéfice de sa cure ; et cela se comprend facilement, si vous vous rappelez ce que je vous ai dit à propos de l'action prolongée de ces bains d'air sur la diminution des inspirations et l'amplitude du thorax. Aussi, chez tous les emphysémateux à tendance asthmatique, vous tirerez un grand bénéfice du séjour dans les cloches pneumatiques, et on peut dire qu'avec la médication iodurée, ils constituent la seule médication efficace pour combattre cette affection pulmonaire.

Dans la bronchite
chronique.

Dans la bronchite chronique, le bain d'air comprimé peut rendre des services, non pas tant contre la bronchorrhée que contre l'emphysème, conséquence aussi forcée comme dans l'asthme des catarrhes pulmonaires.

Il est aussi une affection spasmodique des bronches qui est

---

(1) Mœller, *Un mot sur l'aérothérapie* (*Journal des sciences médicales de Bruxelles.* Bruxelles, 1886).

tributaire de ce traitement, c'est la coqueluche, sans que l'on puisse trouver la raison physiologique de ces effets curatifs. Signalée pour la première fois par Pravaz, constatée ensuite par Sandahl Brunisch, Lemoroff, Fontaine, Moutard-Martin, l'action bienfaisante des bains d'air contre la coqueluche est indéniable. Seulement, c'est une médication qui ne s'adresse qu'aux cas graves de coqueluche, et surtout à ceux qui apparaissent au milieu de l'hiver. En un mot, c'est une médication exceptionnelle.

Dans la coqueluche.

Certaines affections de la plèvre et en particulier les adhérences pleurales déterminées par la pleurésie sont tributaires de la médication par les chambres pneumatiques. Les bains d'air comprimé, en augmentant les diamètres de la poitrine, combattent efficacement le retrait du thorax et la gêne apportée au fonctionnement du poumon par les adhérences. Mœller veut même que la pleurésie avec épanchement rentre dans le groupe des maladies que l'on peut traiter par l'aérothérapie ; il affirme que lorsque les épanchements résistent aux médications habituelles, ils peuvent guérir sous l'influence de l'air comprimé. Je ne sache pas que cette médication ait été fort employée dans ce cas ; le bain d'air comprimé, en effet, ne s'adresse qu'à des personnes dont l'état de santé permet de se transporter commodément au local où se trouvent les cloches pneumatiques, et c'est ce que peuvent faire sans inconvénient les emphysémateux, les catarrheux, les coquelucheux, mais il n'en est pas de même des malades atteints d'épanchement pleurétique, qu'il serait dangereux de promener ainsi de leur domicile à l'établissement aérothérapique.

Dans les maladies de la plèvre.

Enfin, l'aérothérapie a été conseillée dans le traitement de la tuberculose pulmonaire, et ici les effets obtenus seraient une action locale pulmonaire et une action générale s'adressant à la nutrition. Du côté des poumons, la gymnastique respiratoire qui résulte du bain d'air comprimé, en activant la respiration dans tous les points du poumon et en augmentant la capacité respiratoire, combattrait ces engorgements pulmonaires et cet état d'atélectasie que l'on observe si fréquemment chez les tuberculeux. Pour la nutrition, les effets sont encore plus marqués : en accroissant l'appétit, en augmentant le poids du malade, l'aérothérapie rentre dans le grand groupe des médications toniques, qui toutes s'appliquent à la cure de la tuberculose. Il est bien entendu que le bain d'air comprimé n'a aucune action sur le ba-

Dans la tuberculose pulmonaire.

cille, ni sur son évolution. Si Paul Bert nous a montré que ces
organismes inférieurs meurent dans l'air comprimé, cela n'arrive qu'à des pressions telles que la vie est impossible dans ces
milieux aux êtres supérieurs.

En résumé, au point de vue de la tuberculose, et, à cet égard,
je partage l'avis de Mœller ; l'aérothérapie constitue une véritable gymnastique respiratoire qui s'adresse plus à l'individu
prédisposé à la tuberculose qu'au tuberculeux ; c'est, en un mot,
un traitement prophylactique qui vient, avec la kinésithérapie
et l'hydrothérapie, constituer cet ensemble de moyens hygiéniques qui en fortifiant et modifiant le terrain de culture s'opposent
à la marche envahissante des bacilles.

Pour les maladies de l'appareil circulatoire, l'aérothérapie a
été appliquée à deux ordres d'affections : les anémies d'une part,
les maladies du cœur de l'autre.

Sur le premier de ces points, l'accord est unanime ; l'air comprimé étant plus chargé d'oxygène d'une part, et les fonctions
respiratoires de l'autre étant activées et régularisées, il en résulte une oxygénation plus vive du sang. Et, de même que nous
voyons les inhalations d'oxygène agir d'une façon non douteuse
dans le traitement de la chlorose et des anémies graves, de même
aussi les bains d'air comprimé ont un effet indéniable dans la
cure de ces affections. L'action favorable des bains d'air comprimé est bien supérieure à celle des inhalations d'oxygène telles
qu'on les pratique habituellement ; dans ces dernières, une grande
quantité d'oxygène ne pénètre pas dans l'arbre respiratoire et
sort avec l'expiration ; il n'en est pas de même du bain d'air comprimé, qui fait pénétrer cet air jusqu'aux dernières ramifications
des bronches, et qui, en augmentant ainsi l'oxygène absorbé,
augmente aussi l'acide carbonique exhalé.

Traitement
de la chlorose
par les
bains d'air
comprimé.

L'application du bain d'air comprimé à la chlorose est une des
premières qui ait été faite de cet agent thérapeutique, et vous
devrez toujours vous rappeler ce moyen, lorsque vous serez en
présence de ces cas d'anémies essentielles rebelles à nos autres
moyens de traitement. Pour augmenter l'action curatrice de ces
bains d'air comprimé dans le traitement des anémies et des chloroses, on a même proposé de changer la composition de l'air des
chambres pneumatiques, et d'y faire pénétrer de l'oxygène ou
de faire respirer au malade de l'oxygène dans la cloche.

Pour le traitement des maladies du cœur, l'accord est loin

d'être fait sur l'utilité des bains d'air comprimé, et tandis que les uns vantent ses effets, les autres les considèrent comme désastreux. Ce point a surtout été étudié par deux médecins, Ducros (1) et Lambert.

Ducros, se basant sur les effets physiologiques de ce bain d'air comprimé qui augmente la tension artérielle, le considère comme dangereux dans le traitement des maladies valvulaires. Cette opinion est partagée par Fontaine et par Schnitzler (de Vienne).

Lambert, au contraire, croit avec Waldenburg, à l'efficacité de l'air comprimé, et il compare son action à celle de la digitale. Pour lui, les bains d'air comprimé rendraient la systole plus facile ; il y aurait diminution du travail du cœur gauche et augmentation du travail du cœur droit, ce qui amènerait la disparition de la congestion pulmonaire et de la dyspnée. Aussi dans les hypertrophies du ventricule gauche obtiendrait-on de ce moyen de bons résultats.

En présence de ces opinions contradictoires, je suis d'avis qu'il est prudent de se montrer réservé dans les applications du bain d'air comprimé à la cure des affections valvulaires du cœur, et si dans la dilatation cardiaque consécutive à l'emphysème et au catarrhe du poumon on a pu obtenir par les heureuses modifications apportées à la ventilation pulmonaire quelques bénéfices par les bains d'air comprimé, il n'en est plus de même dans les lésions mitrales et surtout aortiques dans lesquelles cette méthode ne peut avoir que de mauvais effets, et j'aborde maintenant les effets des bains d'air comprimé dans les maladies où la nutrition est altérée. Dans ce groupe, trois affections surtout sont tributaires de ce traitement : le diabète, l'obésité et l'albuminurie.

Dans le diabète, on comprend facilement l'heureuse influence du bain d'air comprimé, et cela par l'action oxygénante de ces bains. Aussi, chez les diabétiques gras, où l'on doit stimuler les fonctions de l'organisme et combattre les effets de la nutrition retardante, on peut, au même titre que la gymnastique et l'hydrothérapie, employer l'aérothérapie.

Il en est de même de l'obésité, mais ici une condition s'impose ; il faut soumettre en même temps le malade à un régime

Marginalia:
Traitement des maladies du cœur.

Traitement du diabète.

Traitement de l'obésité.

(1) Ducros, *Etude expérimentale sur la respiration d'air comprimé*. Paris, 1875. — Lambert, *Etude clinique et expérimentale sur l'action de l'air comprimé et de l'air raréfié* (Thèse de Paris, 1877).

alimentaire rigoureux, car si vous laissez l'obèse manger à son appétit, comme le bain d'air comprimé augmente cet appétit, au lieu de diminuer son poids vous l'augmenterez. A cet égard, les observations de Léonide Simonoff sont des plus exactes, comme je vous l'ai dit au début même de cette leçon.

Des douches d'air comprimé.

Contre le diabète et l'obésité, on a proposé une autre application de l'air comprimé absolument différente comme action de celle des bains pneumatiques : je veux parler des douches d'air comprimé. C'est mon élève, le docteur Maurice Dupont, qui a eu le premier l'idée de créer ces douches ; elles sont analogues aux douches d'eau, n'en diffèrent que par ce fait que les tubes lancent de l'air comprimé au lieu d'eau ; elles produisent sur la peau une sensation de froid et dépriment profondément la peau, comme le ferait un massage très énergique.

Campardon (1) en avait beaucoup vanté l'usage dans le traitement du diabète et de l'obésité. Elles se sont toutefois peu généralisées, et ceci résulte du point suivant : c'est que pour obtenir un effet actif de ces douches, il faut qu'elles soient administrées pendant quelques minutes, ce qui produit un froid pénible et qui peut déterminer des bronchites intercurrentes.

Traitement de l'albuminurie.

L'albuminurie est jusqu'à un certain point tributaire d'un traitement par les bains d'air comprimé, non qu'ils aient un effet sur les lésions rénales, cause de l'albuminurie, mais parce que, comme l'a montré Semmola, les inhalations d'oxygène, en modifiant les albumines du sang, s'opposent à la sortie de l'albumine à travers les reins. Les bains d'air comprimé agissent de la même façon et peuvent faire disparaître l'albumine des urines. Mais, comme je m'en suis expliqué en mainte circonstance, cette présence ou cette absence de l'albumine dans les urines ne joue dans le pronostic de l'albuminerie qu'un rôle secondaire ; tout réside dans l'accumulation dans l'économie des produits toxiques non éliminés, et il ne me reste plus maintenant pour terminer mon sujet, qu'à vous signaler l'action des bains d'air comprimé dans le traitement des affections de l'oreille et dans l'anesthésie chirurgicale.

Le bain d'air comprimé produit du côté de l'oreille une sensation pénible et douloureuse, qui résulte de la lenteur avec la-

---

(1) Campardon, *Des douches d'air comprimé dans le traitement du diabète et de l'obésité (Bulletins et Mémoires de la Société de thérapeutique,* 1885).

quelle s'établit la pression sur les deux parois du tympan ; et, lorsque la trompe d'Eustache est bouchée, on comprend que cette augmentation de tension puisse amener la rupture de la membrane du tympan ; rupture, d'ailleurs sans gravité. Mais on comprend aussi que, lorsque cette oblitération n'est pas faite, le bain d'air comprimé puisse maintenir perméable la trompe d'Eustache et combattre la congestion de la muqueuse, qui joue un rôle prépondérant dans la surdité.

Des bains d'air comprimé dans les maladies de l'oreille.

Quant à l'application de l'air comprimé à l'anesthésie, elle est due à Paul Bert et à Péan. Elle consistait à faire inhaler, dans les chambres pneumatiques et sous pression, du protoxyde d'azote. Ces expériences, qui avaient pris, il y a cinq ou six ans, une certaine extension, ont été complètement abandonnées, et, quoique l'on ait construit à grands frais à l'hospice des Quinze-Vingts, sous la direction de Fieuzal, une salle pneumatique où l'on pouvait endormir les malades, on n'emploie plus ce procédé pour les raisons suivantes : c'est d'abord qu'il nécessitait un appareil instrumental fort coûteux, et ensuite que ce procédé anesthésique n'était pas supérieur aux autres.

Anesthésie par l'air comprimé.

Jusqu'ici nous ne nous sommes occupés que des chambres pneumatiques ; mais il est un autre mode d'application de cette aérothérapie, qui consiste à se servir d'appareils transportables, qui donnent à la fois de l'air comprimé et de l'air raréfié. Le type d'un de ces appareils est représenté par celui de Waldenburg ; cet appareil, comme vous pouvez le voir par celui que je mets sous vos yeux, est un véritable gazomètre. C'est une cloche en tôle qui descend dans un réservoir plein d'eau ; des poulies placées à la partie supérieure de l'appareil permettent à la cloche de se relever et de reprendre sa position première. C'est, en résumé, une réduction à de petites proportions de ces immenses cloches que vous voyez construites dans toutes les usines à gaz d'éclairage.

Appareils portatifs.

Appareil de Waldenburg.

Quand la cloche s'abaissera, elle comprimera l'air contenu dans son intérieur et le malade pourra en respirant faire pénétrer cet air comprimé dans ses poumons. Lorsqu'au contraire elle s'élèvera, l'air sera raréfié et le malade pourra utiliser cet air raréfié. Cet air ainsi modifié arrive par un tube mobile dans un masque que le malade place devant les ouvertures nasale et buccale. Tel est le type de ces appareils, qui ont été plus ou moins modifiés par Tobold, Bieder, Giezel, Störck, Fraenkel, et surtout par Schnitzler et Weil.

HYGIENE THÉRAP. 12

Ces deux derniers médecins ont doublé l'appareil de Waldenburg, c'est-à-dire qu'ils ont établi deux gazomètres placés à
côté l'un de l'autre et construits de telle sorte que, lorsque l'un
s'élève, l'autre s'abaisse. Un jeu de robinets assez compliqué,
analogue à un cornet à
pistons, permet de faire
communiquer alternative-
ment le masque placé de-
vant la bouche avec l'air
raréfié ou avec l'air comprimé. En France, ces
appareils sont fort bien
établis par MM. Walker-
Lécuyer, et il suffit d'un
simple chargement de poids
pour mettre en jeu les deux
grands gazomètres, dont
l'un s'élève pendant que
l'autre s'abaisse.

Mais tous ces appareils
sont d'un prix fort élevé,
occupent une grande place
et ne peuvent être placés
que dans les établissements
aérothérapeutiques.

L'appareil construit par
Maurice Dupont, au con-
traire, est relativement de
petite dimension (fig. 8);
son prix est peu élevé; seulement, pour être mis en
jeu, il a besoin d'une pression d'eau suffisante, que
l'on ne trouve que dans les

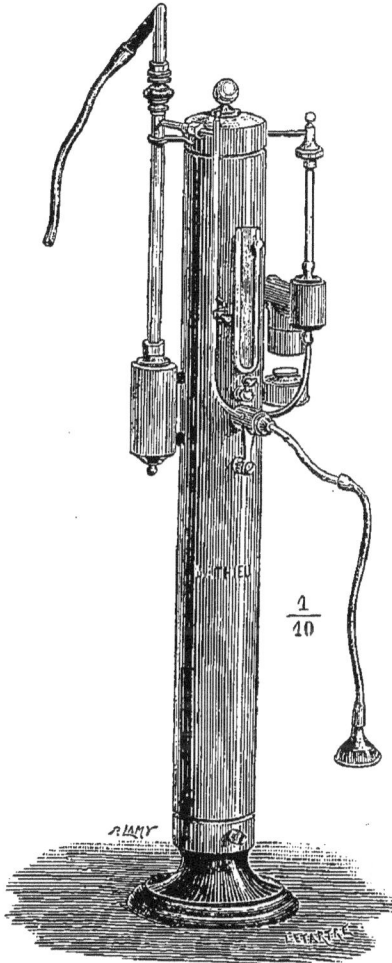

Fig. 8.

grandes villes. En effet, c'est sur des bases absolument différentes que Maurice Dupont a établi son appareil; c'est la chute
de l'eau qui, constituant ce qu'on appelle une *trombe* en physique,
raréfie l'air, et c'est cette même eau qui, en s'élevant dans l'appareil, le comprime. Une manette fait communiquer alternativement l'appareil avec l'air raréfié et l'air comprimé, et, pour

mettre en jeu l'instrument, il suffit d'ouvrir le robinet qui y amène l'eau. Il est bien entendu qu'un tube de sortie entraîne l'eau au dehors. Pour compléter l'appareil, Dupont a placé sur ses côtés un flacon où l'air aspiré par le malade peut barboter et se charger de principes médicamenteux. Tels sont, en résumé, les principaux appareils portatifs ou fixes mis en usage pour obtenir à la fois et l'air comprimé et l'air raréfié.

Comment allez-vous utiliser cet air comprimé et cet air raréfié pour la cure des maladies du poumon ? Les deux temps de la respiration ne doivent pas se faire dans le même air. On doit faire l'inspiration dans l'air comprimé et l'expiration dans l'air raréfié, et si, dans l'appareil de Waldenburg, cette manœuvre est difficile, elle est, au contraire, très facile dans ceux de Schnitzler, plus ou moins modifiés, et dans celui de Dupont. Dans les premiers, c'est par un jeu de cornet à pistons que le malade fait alternativement correspondre l'expiration avec l'air raréfié, l'inspiration avec l'air comprimé. Dans celui de Dupont, c'est en portant la manette tantôt à droite, tantôt à gauche, que le malade arrivera à ce résultat. *Application thérapeutique.*

C'est surtout dans l'emphysème pulmonaire et dans les catarrhes pulmonaires que l'on obtient un bon effet de cette médication. Ces inspirations dans l'air comprimé et ces expirations dans l'air raréfié constituent un véritable lavage aérien du poumon, qui chasse l'air qui stagne dans les alvéoles pulmonaires distendues et permet à celles-ci de reprendre leur élasticité première. Ce lavage aérien facilite aussi le désencombrement des bronches et l'expulsion des mucosités qui les obstruent plus ou moins complètement. Si l'on joint à ce lavage un air chargé de principes balsamiques, on comprend qu'on puisse ainsi traiter avantageusement les catarrhes de la poitrine. *Traitement de l'emphysème et de la bronchite chronique.*

De plus, dans les cas d'étroitesse du thorax et de prédisposition à la tuberculose, l'emploi de cette méthode constitue une véritable gymnastique pulmonaire, qui ne peut avoir que des avantages. Mais, dans leur ensemble, ces appareils se montrent inférieurs à l'emploi des chambres pneumatiques : ils n'ont pas cette action sur la nutrition que possèdent les bains d'air comprimé et qui constitue un des effets les plus utiles de cette médication.

Malgré les bons résultats que l'on a tirés soit des chambres pneumatiques, soit des appareils portatifs, résultats basés sur

les plus saines données de la physiologie, cette médication aérothérapique s'est peu répandue, et cela pour les raisons suivantes :
d'abord, par suite de la longueur du bain d'air comprimé, peu
de personnes ayant deux heures à consacrer par jour au traitement de leur affection pulmonaire, puis du prix assez élevé de
ces bains. Quant aux appareils dits *portatifs*, ils sont rarement
mis en usage dans le domicile du malade et on ne les utilise que
d'une façon exceptionnelle.

C'est là, à mon sens, une négligence fâcheuse, et je crois que
nous devrions nous montrer plus partisans de l'emploi de l'aérothérapie, et en particulier des bains d'air comprimé, et j'espère
que cette leçon aura ce résultat d'appeler de nouveau l'attention
du public médical sur une médication peu dangereuse et qui,
dans un grand nombre de cas, a des effets fort utiles ; et je passe
maintenant à la dernière partie de ces leçons, qui a trait à la
climatothérapie.

DOUZIÈME CONFÉRENCE

DE LA CLIMATOTHÉRAPIE.

MESSIEURS,

Je me propose de consacrer cette leçon, qui doit terminer ce cours d'hygiène thérapeutique, à la climatothérapie, c'est-à-dire à l'application du climat à la cure des maladies.

Par *climat*, nous devons entendre, comme le voulait Humboldt, l'ensemble des variations atmosphériques qui affectent nos organes d'une manière sensible. La climatologie est une science de date toute moderne, science encore bien imparfaite, et dont Humboldt a jeté les premiers éléments ; cependant l'application de ces climats à la cure des maladies est d'origine beaucoup plus ancienne.

Du climat.

Hippocrate a consacré un livre tout entier, et le plus célèbre de tous, à cette étude de l'application du climat à la cure des maladies, il a pour titre : *De aere, locis et aquis.* Le médecin de Cos insiste non seulement sur les conditions sanitaires qui doivent occuper les villes ainsi que sur la direction des vents, sur les saisons et les températures, mais il a le soin de comparer les différents climats de l'Europe et de l'Asie ; il soutient que la constitution des peuples dépend des pays qu'ils habitent. « En général, dit-il, tout ce qui vit sur la terre participe aux qualités de la terre », paroles mémorables que tous les progrès de la météorologie et de la géographie comparée ont bien mises en lumière.

Historique.

Nous trouvons aussi dans d'autres ouvrages de l'antiquité des indications assez précises sur la climatothérapie. C'est ainsi qu'Arétée conseille aux malades atteints d'affection de la poitrine des voyages en mer et le séjour au bord de la mer ; c'est ainsi que Galien traitait les phtisiques par le séjour dans les

montagnes et la cure de lait ; Celse par les voyages en mer, et
Pline par le séjour dans les forêts de pins.

Mais tous ces faits étaient épars et oubliés, et il faut arriver
au commencement de ce siècle, c'est-à-dire à la création de la
climatologie, pour voir la climatothérapie s'établir sur des bases
scientifiques.

Une autre cause qui a fait progresser grandement cette climatothérapie, c'est la rapidité de nos communications actuelles,
ce qui permet aux malades de se transporter avec une grande
facilité dans des localités fort éloignées. Aussi voyons-nous aujourd'hui presque tous les malades riches s'empresser d'accourir
aux stations hivernales.

De la climato-thérapie.

Je ne puis ici, messieurs, vous faire un exposé complet de la
climatothérapie. La climatologie médicale est une science fort
étendue qui comprend l'atmosphérologie, la météorologie, la
géographie physique, la physiologie géographique comparée et
la pathologie comparée. Elle a donné lieu à des travaux fort
importants parmi lesquels je vous citerai particulièrement *la
Climatologie médicale* en quatre volumes, de Lombard (de Ge-
nève) (1), le beau travail de Poincaré (de Nancy) (2) sur la géographie médicale, et enfin le traité de climatologie de Weber (3),
traduit en français par MM. Doyon et Spillmann, ouvrages auxquels il faut joindre l'article que Rochard a consacré au climat
dans le *Dictionnaire de médecine et de chirurgie pratiques*, et
celui que Fonssagrives a écrit sur le même sujet dans le *Dictionnaire des sciences médicales*.

Mon rôle sera beaucoup plus modeste, et après vous avoir dit
quelques mots des éléments qui constituent le climat et des
influences physiologiques et pathologiques de ces éléments, je
limiterai mon étude aux régions que nos malades peuvent facilement occuper et aux maladies qui sont les plus heureusement
influencées par les climats de notre zone tempérée.

Des éléments du climat.

De Humboldt considérait comme facteurs du climat les éléments suivants : la température, l'humidité, la pression atmosphérique, les vents, l'électricité de l'atmosphère, le degré de

(1) Lombard, *Traité de climatologie médicale*. Paris, 1877.
(2) Léon Poincaré, *Prophylaxie et géographie médicale des principales
maladies*. Paris, 1884.
(3) Hermann-Weber, *Climatothérapie*, trad. Doyon et Spillmann. Paris,
1886.

transparence et de sérénité du ciel, ce que Fonssagrives appelle la *luminosité*, et enfin la présence de miasmes dans l'air. Je n'insisterai dans cette longue énumération que sur les quatre points suivants : la température, l'humidité, la pression atmosphérique et enfin la pureté de l'air, et j'étudierai les effets physiologiques que produisent ces différents éléments du climat pour en tirer des applications thérapeutiques.

La température est l'un des facteurs les plus importants du climat ; cette chaleur de l'atmosphère est empruntée tout entière à la radiation solaire. Cependant à un moment donné de la formation du globe, la terre a fourni aussi un élément à cette température de l'atmosphère, mais aujourd'hui cette influence est bien peu marquée, puisque c'est à peine si elle contribue, d'après Fourrier, à élever la température de l'atmosphère d'un trente-sixième de degré.

De la température.

Bien des causes influent pour modifier cette température de l'atmosphère ; parmi ces causes il faut placer, en première ligne, les masses d'eau qui tantôt augmentent cette température et tantôt l'abaissent. Vous connaissez tous ce fleuve immense, véritable courant d'eau chaude, dont la température varie de 32 à 24 degrés, qui parcourt avec une vitesse de 5 à 6 kilomètres à l'heure l'océan Atlantique depuis le golfe du Mexique jusqu'aux régions septentrionales, c'est le Gulf-Stream. C'est grâce à ce courant d'eau chaude que certaines régions de notre pays, comme les côtes de Bretagne et de Normandie, jouissent d'une température exceptionnelle ; c'est grâce à lui encore que les îles de Jersey, de Wight, les côtes des Iles-Britanniques ont, malgré leur situation élevée sur le globe, un climat où les gelées sont rares. Vous avez dû être frappés comme moi, en parcourant soit les côtes de Normandie et de Bretagne, soit l'île de Jersey, d'y voir croître et prospérer en pleine terre des plantes telles que le figuier, le fuchsia et même l'eucalyptus, plantes qui ne peuvent pas supporter le climat du centre de la France.

Des variations de la température.

Influence de l'eau.

D'autre part, les courants froids qui proviennent des régions arctiques abaissent la température de l'Australie et celle des côtes méridionales de l'Asie ; c'est ainsi que les grandes masses d'eau comme les grands lacs de l'Amérique du Nord ont une influence marquée sur la température ambiante et abaissent cette dernière.

L'autre influence qui modifie la température, c'est l'altitude ;

Influence
de l'altitude.

à mesure que l'on s'élève, la température tend à s'abaisser; aussi dans la zone torride, on peut, grâce à cette altitude, remédier aux chaleurs élevées qu'on subit dans cette région et avoir un climat qui varie à peine d'un demi-degré en été, en hiver, au printemps comme à l'automne. C'est ce qui se produit, par exemple, sur le plateau montagneux de l'Amérique centrale, où nous voyons des villes comme Bogota, Antisana, Corocoro, avoir une température moyenne de 10°,8 en hiver et de 15°,3 en été.

Les chaînes de montagnes ont aussi une autre influence sur la température. Elles protègent certaines localités des vents froids en constituant, grâce à leur disposition en demi-ceinture, des barrières qui les arrêtent. C'est ce qui arrive pour cette région fortunée à laquelle un auteur récent a donné le nom de *côte d'azur* et qui s'étend d'Hyères à San-Remo. Là, poussent en pleine liberté, l'oranger, le palmier, dont la culture ne se retrouve qu'aux extrémités méridionales de l'Espagne ou sur les côtes d'Afrique.

Cette température a même permis de diviser les climats suivant certaines lignes isothermes; je n'ai pas ici à vous rappeler ce que l'on entend par ces mots; vous savez que Humboldt a tracé sur notre globe des lignes reliant les points qui jouissent d'une même température; ce sont les lignes isothermes. Quelle influence physiologique a cette température de l'atmosphère ?

Action
physiologique
de la
température.

Si la physiologie nous a fourni des indications précises lorsque nous élevons artificiellement la chaleur ou lorsque nous l'abaissons dans des limites très notables, elle nous a donné, en revanche, peu d'indications sur l'influence des climats tempérés. On est porté à attribuer les maladies hépatiques, si fréquentes dans les pays chauds, à la température. Mais, comme le fait remarquer très bien Weber, il est des facteurs beaucoup plus importants de ces affections que la température, ce sont les influences palustres, la mauvaise alimentation, les fatigues exagérées, etc., etc.

Ce que nous savons, c'est que sous l'influence d'une température un peu élevée, comme en été par exemple dans nos climats, les fonctions de la peau s'activent, des sueurs abondantes se produisent, l'appétit diminue, les urines deviennent rares et, si cet état se prolonge, il survient de l'affaiblissement et de l'anémie; aussi, la mortalité est-elle plus grande dans les pays chauds que dans les pays septentrionaux. Michel Lévy a marqué cette plus grande mortalité par les chiffres suivants :

De 0 à 20 degrés de latitude...	1 décès sur	25	habitants.
De 20 à 40 —	... 1	—	35,5	—
De 40 à 60 —	... 1	—	43,2	—
De 60 à 80 —	... 1	—	50	—

L'action du froid, au contraire, a des effets stimulants ; la circulation de la peau diminue, mais celle des reins augmente. Si l'action du froid est trop prolongée ou trop intense, il survient une série d'accidents sur lesquels je n'ai pas besoin d'insister et qui vont jusqu'à la mortification des tissus. L'action de l'air froid détermine fréquemment des congestions du côté de la poitrine et, chez les personnes sujettes au catarrhe pulmonaire comme les vieillards, on voit le froid amener des pneumonies ou des congestions pulmonaires mortelles. C'est ce qui explique la mortalité plus grande des vieillards pendant les mois d'hiver qu'à toute autre saison.

Quant à l'humidité de l'atmosphère, elle résulte de la présence constante de la vapeur d'eau dans cette atmosphère, laquelle en renferme, même lorsque l'air est le plus sec, 25 pour 100 d'eau. Cette quantité d'eau peut se condenser et former alors la rosée, les brumes, les brouillards, les nuages. De l'humidité atmosphérique.

La présence de ces nuages obscurcit le ciel et diminue sa luminosité. En se reportant à des observations faites par de Bréa à Menton, on voit que, sur 3 663 jours, il y a eu 2 143 jours de sérénité complète de l'atmosphère, ce qui fait que les jours de soleil, par rapport aux jours couverts, ont été comme 2,5 est à 1.

Les nuages donnent naissance à la pluie et ces pluies, par leur abondance, augmentent l'humidité atmosphérique. Il est des pays où il ne pleut jamais, et Bergauss a tracé sur l'ancien continent cette immense zone où la pluie n'existe pas et qui comprend, outre le Sahara, la régence de Tripoli, la Syrie, les bords de la mer Rouge, l'Arabie et une partie de la Perse. En revanche, il est des pays au contraire où la pluie tombe pour ainsi dire journellement. A la Terre de Feu, par exemple, lors de l'expédition du cap Horn, faite de 1882 à 1883, les observations météorologiques montrent qu'en moyenne il a plu 330 jours par an.

Pour nous en tenir à ce qui concerne la France, voici quelles

seraient les moyennes udométriques annuelles des différentes
régions de la France ; par ce mot udométriques, on entend la
quantité d'eau qui tombe par mètre carré.

Climat rhodanien...................... 1^m,027
Climat girondin....................... 6 ,875
Plateau central....................... 0 ,860
Climat méditerranéen................. 0 ,790
Climat vosgien........................ 0 ,712
Climat séquanien..................... 0 ,596

Ce qui fait pour la France une moyenne udométrique de
817 millimètres.

Cette même humidité de l'atmosphère est là source de la
neige, qui, elle aussi, a une grande influence sur les modifications atmosphériques, influence plus favorable qu'on ne le croit
généralement. La neige augmente la chaleur de l'atmosphère en
renvoyant les rayons lumineux qu'elle reçoit ; elle s'oppose au refroidissement de la terre et permet une activité de végétation
plus grande, malgré des froids plus intenses, enfin elle purifie
l'atmosphère. Vous verrez, par la suite, que toutes ces raisons
ont été invoquées à l'appui des stations hivernales dites d'altitude.

Effets physiologiques de l'humidité. Nous n'avons pas d'indications bien précises sur les effets
physiologiques de l'humidité. Sous l'action de l'air sec et chaud,
l'évaporation se fait très activement à la surface du corps et les
sueurs sont moins abondantes ; aussi, supporte-t-on mieux les
grandes chaleurs lorsque l'air est sec que quand il est humide,
de même aussi quand la température s'abaisse et lorsqu'il fait
froid et sec, on perd moins de calories que lorsqu'il fait froid et
humide. Cette humidité de l'atmosphère amène sur le corps une
sensation de froid très intense, ce qui explique qu'au moment du
dégel, malgré l'élévation thermique, nous avons une sensation
de froid plus pénible que pendant les périodes de gelée ; aussi,
est-ce toujours à cette période du dégel que surviennent les
rhumes, les douleurs rhumatismales, en un mot toutes les conséquences de ce refroidissement. Les rhumatisants sont très
influencés par les temps humides ; ils deviennent, comme on
le dit, *barométriques,* et peuvent prédire les changements de
temps, l'apparition de la pluie et surtout de la neige par les
douleurs qu'ils éprouvent ; je passe maintenant à l'influence de la
pression barométrique, influence qui est considérable.

Ce chapitre de la pression atmosphérique est des plus complexes ; les modifications de la pression dépendent en effet de plusieurs facteurs : du point d'abord où on l'observe, et c'est ici qu'interviennent l'altitude et la latitude, puis des variations journalières qui surviennent dans cette pression, variations qui résultent elles-mêmes de causes très nombreuses, de l'influence de la mer ou des montagnes, des modifications dans l'état de l'atmosphère, enfin des courants aériens plus ou moins violents qui constituent les vents. Nous allons examiner très brièvement chacune de ces circonstances.

De la pression atmosphérique.

En moyenne, la pression de l'atmosphère est représentée par une colonne mercurielle de 760 millimètres, ce qui correspond à une pression moyenne en poids de 1 028 grammes par centimètre carré de surface, et, comme la surface du corps humain peut être évaluée à 17 500 centimètres carrés, cette pression est égale à 17 900 kilogrammes. Mais, à mesure que l'homme s'élève, cette pression tend à diminuer ; lorsque cette élévation est rapide, comme cela arrive dans l'ascension des montagnes ou dans l'ascension en ballon, on voit survenir, sous l'influence de cette diminution de la pression atmosphérique, une série de phénomènes sur lesquels Paul Bert a longuement insisté et qu'on décrit sous le nom de *mal des montagnes*. Je vous en dirai tout à l'heure quelques mots, lorsque je parlerai des effets physiologiques des variations de la pression atmosphérique.

Variations générales de la pression

L'homme peut aussi vivre et se reproduire à des hauteurs variables ; le point le plus élevé où il vive est le village du Thibet Thok-Djalank, qui est à 4 980 mètres d'altitude ; puis viendrait le monastère bouddhique de Hanle, dans le Ladak, à 4 610 mètres, et le village de Chushul, dans l'Himalaya, à 4 390 mètres. Mais cet habitat, à hauteur élevée, dépend entièrement, comme vous le comprenez, de la zone qu'on occupe sur le globe et, tandis que dans notre pays c'est à grand'peine que l'homme peut subsister à 2 470 mètres, comme à l'hospice du Grand Saint-Bernard, ou à 2 090 mètres, comme à l'hospice du Saint-Gothard, nous voyons sous les tropiques d'immenses cités ou de grandes villes exister à des hauteurs semblables. Mexico est à 2 290 mètres et Potosi à 4 165 mètres. On observe, dans la même région des Andes, une station de chemin de fer située à une hauteur qui dépasse celle du mont Blanc ; ainsi, le chemin de fer d'Arequipa à Puno est à 4 460 mètres.

Influence de l'altitude.

En dehors de cette question de l'altitude, il en est une autre qui influe sur la pression, c'est le degré de latitude. Ainsi, à l'Equateur, la pression barométrique est en moyenne de 758 millimètres ; l'air, échauffé par le soleil des régions torrides, tend à s'élever et à s'écouler vers les pôles. A partir de l'Equateur jusqu'au 40ᵉ degré de latitude, la pression va en augmentant, et elle est en moyenne de 762 à 764 millimètres, puis elle va en diminuant jusqu'aux régions arctiques, où elle n'est plus que de 752 millimètres en moyenne.

A côté de ces variations générales de la pression barométrique, il en est d'autres qui sont périodiques ou journalières ; les unes se produisent dans les diverses saisons de l'année, les autres ont lieu chaque jour et vous pouvez voir aujourd'hui, dans la plupart des journaux, des cartes où, grâce à la rapidité des communications télégraphiques, sont indiquées journellement les zones de pression qui influent sur l'Europe. C'est à l'aide de cette étude des pressions que nos bureaux météorologiques peuvent prévoir le temps.

Les grands courants aériens rentrent encore dans cette étude de la pression atmosphérique et, de même que nous voyons les océans traversés par des courants d'eau chaude, l'atmosphère est aussi sillonnée par de grands courants atmosphériques à direction fixe ; ce sont les vents alizés, dont l'étude a été si favorable à la navigation.

Ces mêmes vents, pour ainsi dire à direction journalière et fixe, nous les retrouvons sur nos rivages ou dans nos montagnes.

Des
vents de terre
et de mer.
Sur nos rivages, on leur donne le nom de vents de terre ou de vents de mer ; dans nos montagnes, de vents de la vallée et de vents de la montagne. Ils sont produits, les uns et les autres, par l'échauffement variable des différentes couches de l'atmosphère.

Pour les côtes, au premier rayon du soleil, la plage s'échauffant plus promptement que la mer, l'air chaud du rivage s'élève et se dirige vers la mer, tandis qu'il se fait un courant inverse de la mer vers la rive ; c'est ce qu'on décrit sous le nom de vent de mer, qui, faible le matin, devient plus violent dans l'après-midi et cesse après le coucher du soleil. Dès que ce dernier a disparu à l'horizon, la mer, se refroidissant moins vite que le sol, l'air, au niveau de la mer, s'élève vers les régions supérieures, laissant place à un courant d'air venant de la terre ; c'est le vent de terre.

Pour les montagnes, il en est de même : le fond de la vallée et le pied des montagnes s'échauffant graduellement au lever du soleil, l'air de ces régions s'élève lentement le long de la montagne, produisant un courant ascensionnel auquel on donne le nom de vent de la plaine ou du matin. Au coucher du soleil, c'est l'inverse qui se produit et c'est l'air des montagnes qui descend dans la vallée.

Des vents de montagne.

Enfin, je dois vous signaler des vents spéciaux à certaines régions, comme le mistral, si fréquent sur les côtes de Provence ; le sirocco, sur nos côtes d'Afrique ; le fohn, en Suisse, etc., etc.

Des vents spéciaux.

Examinons maintenant l'action physiologique de ces modifications de la pression barométrique. Ces effets sont des plus importants et sont supérieurs même à ceux produits par la température. Déjà, dans la leçon précédente, je vous ai montré, à propos de l'aérothérapie, l'influence de l'air comprimé, je n'y reviendrai pas, et je vais vous fournir ici, très rapidement, quelques indications sur l'influence de l'air raréfié.

Effets physiologiques de la pression atmosphérique.

C'est à Paul Bert et à Jourdanet que nous devons les indications les plus précises à cet égard ; dans un travail sur *la pression barométrique*, Bert, analysant avec grand soin tout ce qui a été écrit sur le mal des montagnes et sur le séjour de l'homme à de grandes hauteurs, a montré, par des recherches expérimentales conduites avec une grande rigueur scientifique, que tous ces phénomènes dépendent de la cause suivante : d'une diminution de la tension de l'oxygène dans l'air que respirent les individus placés dans cette atmosphère à faible pression et dans le sang qui anime les tissus et les organes de ces individus, ce qui a pour effet d'amener des symptômes asphyxiques.

Jourdanet a donné le nom d'*anoxyhémie* à cet ensemble symptomatique, puis il a établi, dans son beau travail sur la pression de l'air, une loi thérapeutique, d'après laquelle, à partir de 2 000 mètres d'altitude, la phtisie pulmonaire deviendrait tellement rare, qu'on peut affirmer qu'à cette hauteur elle n'existe plus.

Cette immunité de la phtisie aux altitudes élevées varierait d'ailleurs avec les pays. Pour notre zone, ce serait entre 1 300 et 1 400 mètres qu'on la rencontrerait ; Muller affirme, en effet, qu'à cette hauteur il n'y aurait qu'un cas de phtisie par 1 000 habitants. En revanche, les maladies du cœur et des gros vaisseaux seraient très fréquentes à ces altitudes élevées et cela résulterait d'un travail exagéré du cœur, amené lui-même par l'anoxyhémie dont je vous ai parlé.

Comment expliquer avec les nouvelles données bactériologiques cette immunité à la phtisie sur les hauts plateaux. Ici nous sommes obligés d'invoquer deux hypothèses : l'une que nous verrons vérifiée par l'expérimentation, c'est la pureté de l'air à de pareilles hauteurs et la rareté dans cet air des micro-organismes. L'autre hypothèse, c'est que peut-être cette faiblesse de la pression atmosphérique constitue un milieu défavorable au développement et à la culture du bacille tuberculeux. Quoi qu'il en soit, c'est là un fait important et qui mérite toute votre attention.

De la pureté de l'air.
La pureté de l'air joue un rôle considérable sur la production et la propagation des maladies. Depuis que Pasteur nous a montré par ses célèbres expériences que la génération spontanée n'existe pas et que partout où un organisme se développe, les germes organiques de l'air sont le facteur de cette génération, cette importance de la pureté de l'air est devenue encore plus grande.

D'ailleurs, des procédés scientifiques d'une extrême rigueur nous permettent aujourd'hui d'apprécier la pureté ou l'impureté de cet air par la numération et la culture des micro-organismes qui y voltigent et Miquel nous a fourni à cet égard des données d'une haute valeur.

On peut même établir comme une loi que l'air sera d'autant plus pur qu'il contiendra moins de ces germes, et tandis qu'au sommet du mont Blanc, ou bien au milieu de l'Océan, c'est à grand'peine qu'on trouvera un micro-organisme par mètre cube, c'est par milliers au contraire que vous les rencontrez dans l'air de nos salles d'hôpitaux, et cependant ajoutons que, recueillis avec grand soin et inoculés à des animaux, ces micro-organismes ont été impuissants jusqu'ici à développer chez eux des altérations organiques.

Enfin, je dois vous signaler, pour terminer ce qui a trait aux facteurs du climat, l'électricité atmosphérique et l'ozone. Depuis les travaux de Bérigny (de Versailles) et de Pietra-Santa, qui ont montré que les courbes ozonométriques sont en raison *De l'ozone.* inverse de la température, on a attribué à l'ozone un rôle important dans la production de certaines maladies et en particulier du choléra. Rien n'est venu confirmer depuis de pareilles données et nous ignorons encore le rôle réel de l'ozone dans la production ou la cure des maladies.

J'en ai fini avec ce qui a trait aux éléments du climat ; il ne me reste plus maintenant qu'à vous parler de la division des climats et de leur application à la cure des maladies ; c'est ce que je vais faire aussi brièvement que possible.

On a proposé de nombreuses classifications des climats et l'on a pris pour base de cette division l'élément climatologique qui paraît le plus important : la température. C'est ainsi que Michel Lévy a divisé notre globe en trois grandes zones : la zone torride, allant de l'équateur au 35ᵉ degré de latitude nord et sud ; la zone tempérée, du 35ᵉ au 55ᵉ degré de latitude nord et sud ; et enfin la zone froide, allant du 55ᵉ degré aux pôles.

De la classification des climats.

Jules Rochard, au lieu de suivre les degrés de latitude, a délimité ses zones par les lignes isothermes et voici les cinq divisions qu'il admet :

Climat torride ou très chaud, de l'équateur jusqu'aux isothermes de 25 degrés centigrades ;

Climat chaud, entre les isothermes 25 degrés et les isothermes 15 degrés centigrades ;

Climat tempéré, entre les isothermes 15 degrés et les isothermes 5 degrés centigrades ;

Climat froid, entre les isothermes + 5 degrés et les isothermes — 5 degrés ;

Climat polaire, entre les isothermes — 5 degrés et les isothermes — 15 degrés ;

Ces divisions ne tiennent compte que d'un des facteurs du climat. Vous ne serez donc pas étonnés que d'autres climatologistes aient établi leurs divisions sur les degrés d'humidité ; c'est ce qu'a fait Thomas, ou bien encore sur le degré de pression barométrique.

Weber a compris, dans ses divisions, tous les éléments climatologiques dont je vous ai parlé et il a créé une division beaucoup plus médicale que ses prédécesseurs. Il divise tous les climats en deux grandes classes : les climats des côtes ou maritimes d'une part ; les climats intérieurs ou continentaux de l'autre. Il subdivise les premiers en climats maritimes humides à température très élevée, en climats maritimes humides à température modérée, en climats maritimes de moyenne humidité et en climats maritimes chauds et secs. Les climats continentaux sont divisés eux-mêmes en climats de montagne et en climats de plaine.

Pour que vous puissiez juger de cette classification, je vais vous citer ici les stations les plus importantes qui sont contenues dans ces divisions. Ainsi, dans les climats maritimes humides et à température très élevée, il faut citer surtout Madère, Ténériffe, les îles Canaries ; dans les climats maritimes humides à température modérée, l'île de Bute et les îles Hébrides ; dans les climats maritimes de moyenne humidité, il faut placer Alger, Ajaccio, la Riviera di Levente et les villes qui y sont renfermées, l'île de Wight ; dans les climats maritimes chauds et secs, la riviera di Ponente, c'est-à-dire toutes les stations comprises depuis Hyères jusqu'à San-Remo.

Quant aux climats continentaux, la division en climats d'altitude et climats de plaine est facilement compréhensible ; dans le climat d'altitude sont toutes ces stations établies à grands frais dans l'Engadine, telles que Davos-Platz, Davos-Dorfli, Saint-Moritz, Sarmaden, etc. Dans les climats de plaine sont Pise, Pau, Amélie-les-Bains, l'Egypte, etc.

Applications thérapeutiques.

Je ne puis ici, messieurs, vous décrire toutes ces stations, et s'il me fallait vous citer les avantages et les inconvénients de chacune d'elles, ce cours tout entier n'y eût pas suffi. Aussi, je vais ici vous parler très brièvement des indications thérapeutiques qui découlent des considérations dans lesquelles je viens d'entrer, et parmi les maladies tributaires du traitement climatérique, je signalerai surtout le rhumatisme, l'albuminurie, la scrofule et enfin les maladies du poumon.

Des maladies du poumon.

De toutes les maladies, celles qui paraissent le plus heureusement influencées par le climat sont, à coup sûr, les affections du poumon, et on comprend d'ailleurs facilement cette action thérapeutique, lorsqu'on songe au contact direct et incessant de l'air avec le parenchyme pulmonaire, et si les variations brusques de la température peuvent occasionner des bronchites et des inflammations du poumon, un air pur, à température égale, agit en sens inverse et dissipe les congestions pulmonaires qui se sont produites.

Traitement climatérique de la tuberculose.

Il est surtout une maladie du poumon où cette influence climatérique joue un rôle prépondérant, c'est la phtisie pulmonaire, et nous voyons les tuberculeux chercher dans des régions plus ou moins appropriées un climat favorable à la cure de leur affection pulmonaire.

Le nombre des ouvrages que l'on a écrits sur cette question est considérable et je ne puis vous les indiquer tous. Je ferai cependant une exception pour le travail de Williams (1), où l'on trouve des chiffres qui ont une réelle importance. Sur 235 phtisiques ayant vécu dans les pays chauds, Williams trouve 103 améliorations, 33 états stationnaires et 99 aggravations, en sorte que près de la moitié de ces tuberculeux auraient tiré une influence favorable des climats chauds.

L'auteur a d'ailleurs poussé plus loin ses recherches et a établi le pourcentage des améliorations, des états stationnaires et des aggravations suivant les diverses stations hivernales où avaient séjourné ces malades, et voici comment sont répartis ces chiffres :

1° *Climats tempérés et humides dans l'intérieur des terres* (Arcachon, Pau, Bagnères-de-Bigorre, Rome) : 52,7 pour 100 améliorés ; 7,83 pour 100 stationnaires ; 44,8 pour 100 aggravés.

2° *Climats secs du bassin de la Méditerranée* (Hyères, Cannes, Nice, Menton, San-Remo, Malaga, Ajaccio, Palerme, Malte, Corfou, Chypre, Alger) : améliorés, 58,5 pour 100 ; stationnaires, 20,7 pour 100 ; aggravés, 19,6 pour 100 ;

3° *Climats très secs* (sud de l'Europe, Egypte, Syrie, Cap, Natal, Tanger) : améliorés, 61,8 pour 100 ; 24,6 pour 100 stationnaires ;

4° *Climats humides et chauds de l'Atlantique* (Madère, Canaries, Sainte-Hélène, Indes occidentales, Indes en général, Nouvelle-Zélande, Amérique du Sud (Andes) : 52 pour 100 améliorés ; 14,7 pour 100 stationnaires ; 33,5 pour 100 aggravés.

A côté de ces climats chauds, dits climats de plaines, on a opposé les climats d'altitude dans la cure de la phtisie, et nous voyons chacune de ces stations avoir ses partisans et ses adversaires ; les uns, soutenant que les stations d'altitude ont une action médicatrice directe sur la tuberculose, tandis que les stations de plaine ou de pays chauds permettent aux tuberculeux de vivre, ce que le professeur Jaccoud a traduit sous une forme élégante en disant que « les climats d'altitude sont les agents curateurs dans le traitement de la tuberculose, tandis que les climats de plaine n'en sont que les témoins » ; les autres, au

_____

(1) Williams, *Etude sur les effets des climats chauds dans le traitement de la consomption pulmonaire*, trad. Nicolas Duranty. Paris, 1875.

contraire, soutenant que les climats d'altitude impriment à la tuberculose une marche plus rapide.

Du choix d'une station. Comment pouvez-vous vous guider pour fixer le choix d'une station hivernale à un tuberculeux? Cette question est des plus délicates; car, dans cette action curatrice des stations hivernales, le climat ne joue pas le rôle exclusif. Il est d'autres facteurs presque aussi importants et que je ne ferai ici que vous signaler; d'abord les questions de confort au point de vue de l'habitation, puis celles de l'alimentation; il est certain que chaque peuple est habitué à une alimentation spéciale qu'il désire retrouver dans le pays où il se rend. N'oubliez pas aussi que vous avez affaire a des malades dont l'appétit est affaibli et qui ont besoin de toutes les ressources d'une cuisine recherchée pour maintenir leur nutrition et vous comprendrez facilement comment certaines stations doivent être abandonnées, malgré l'efficacité du climat, à cause de tous ces *desiderata*. Pour ne vous citer qu'un exemple, voici les bords du Nil qui ont été très vantés; eh bien, le tuberculeux peut trouver difficilement dans ces régions la cuisine qui excitera son appétit, d'une part, et un local qui lui permettra de se reposer des fatigues de pareils voyages.

Ce que je dis du confortable de l'appartement et de la cuisine, je puis le dire encore des plaisirs et des distractions auxquels le tuberculeux peut participer dans la station où vous l'enverrez. Il est des stations où le tuberculeux ne trouve aucun individu parlant sa langue, et l'on comprend alors quel doit être son ennui. Toutes ces considérations doivent entrer en jeu, je le répète, quand vous aurez à désigner l'endroit où votre malade devra passer la mauvaise saison.

Mais, en nous tenant aux seules indications du climat, nous pouvons cependant établir les règles suivantes : chez les individus prédisposés à la tuberculose ou bien chez les malades lymphatiques où la tuberculose marche avec une extrême lenteur, et ce que nous appelions autrefois la *tuberculose à forme scrofuleuse*, vous pourrez indiquer les stations d'altitude. L'air pur que l'on y respire, l'action stimulante et révulsive sur les téguments de l'air vif qui y règne, l'activité plus grande des fonctions respiratoires, tout concourt à activer la nutrition chez ces malades et à constituer un milieu réfractaire soit au développement, soit aux progrès envahissants de l'élément bacillaire. Ces stations de l'Engadine possèdent aujourd'hui des hôtels admirablement installés, pourvus de galeries qui permettent aux phtisiques de se promener, même par les temps les plus mauvais, et de jouir, au milieu des neiges qui règnent à ces hauteurs pendant tout l'hiver, de tout le confortable de la vie moderne.

Au contraire, lorsque la tuberculose aura déjà amené des désordres plus ou moins considérables du côté du poumon, il faut abandonner ces climats d'altitude et revenir alors aux climats de plaines, et ici nous devons établir une différence entre la phtisie à forme rapide ou congestive, et la tuberculose à forme lente.

Pour les formes congestives, ce sont les climats humides et chauds que vous devez indiquer (Madère, Pise); pour les formes lentes, au contraire, ce sont les climats chauds et secs, les bords de la Riviera, de Hyères à San-Remo, Pau, et enfin l'Algérie, pour ne parler que de notre région.

Si la phtisie est heureusement influencée par les climats, il est d'autres affections pulmonaires qui peuvent y trouver leur complète guérison ; par exemple la bronchite chronique, le catarrhe pulmonaire et enfin l'asthme.

La cure de l'asthme est presque toujours une question de climat, mais ici, comme je l'ai dit d'ailleurs dans mes *Leçons de clinique thérapeutique*, toutes les conditions que nous venons d'énumérer disparaissent selon le malade que l'on a à traiter, et souvent ce sont les pays les plus humides et les plus malsains où l'asthmatique trouvera la guérison des accès qu'il éprouve.

Du traitement climatérique de l'asthme.

Jusqu'ici je n'ai parlé que de climats de plaine ou de climats d'altitude ; je dois vous dire quelques mots du climat marin. On a, en effet, conseillé dans la cure de la tuberculose, le séjour non pas au bord de la mer, mais sur la mer elle-même, et nous voyons aujourd'hui nos voisins d'outre-Manche faire parcourir à leurs tuberculeux, sur des vaisseaux à voiles appropriés à cet usage, de grands voyages de circumnavigation, tels que le voyage autour du monde ou celui de l'Australie.

Je n'ai pas à apprécier cette méthode de traitement. Ce que je puis dire, c'est qu'elle est absolument incompatible avec nos mœurs et nos habitudes françaises, et nos compatriotes qui se montrent si craintifs lorsqu'il faut faire la traversée de vingt-quatre heures qui sépare Marseille d'Alger, refuseraient impitoyablement, quelqu'avantage qu'on puisse leur promettre, de séjourner pendant plus d'un an sur mer.

La scrofule, qui aujourd'hui, doit être rattachée à la tuberculose, du moins par ses lésions anatomo-pathologiques et sa
microbiologie, sinon par sa clinique, réclame un traitement climatérique tout spécial. Ici l'air marin a une action absolument
efficace et souvent véritablement merveilleuse. Ce qui se passe à
l'hôpital de Berck-sur-Mer pour les enfants scrofuleux de nos
hôpitaux en est une preuve indéniable. Aussi voit-on se multiplier ces sanitaria si favorables au développement de la jeunesse
de nos grandes villes. Si l'air marin est favorable pour combattre la scrofule et le lymphatisme, il présente, au contraire,
certains inconvénients non douteux chez les nerveux ; par son
action excitante, il provoque une exagération dans les désordres
du système nerveux.

Du
climat marin.

Telles sont les très courtes réflexions que je voulais vous faire
à propos de la climatothérapie. Je n'ai fait qu'effleurer ce sujet ;
à vous de l'approfondir davantage en lisant les ouvrages spéciaux
qui y sont consacrés. Mais je ne voulais pas terminer ces leçons
sur l'hygiène thérapeutique sans vous signaler ce grand facteur
de guérison dans le traitement des maladies.

J'en ai fini avec ces leçons sur l'hygiène thérapeutique ; l'année précédente, je vous avais parlé de l'hygiène alimentaire, j'ai
donc ainsi parcouru la tâche que je m'étais imposée. Je vous ai
montré, je l'espère du moins, qu'à côté des agents médicamenteux si nombreux qui constituent la thérapeutique pharma-
ceutique, il existe des agents tout aussi utiles, peut-être même
plus puissants, puisés exclusivement dans l'hygiène, et que vous
devez mettre utilement en œuvre dans un grand nombre de cas,
et je terminerai en invoquant les paroles qu'Hippocrate a inscrites
en tête de son beau livre sur l'air, les eaux et les lieux, en vous
disant :

« Quiconque veut connaître l'art de guérir ne peut négliger
les objets dont je viens de parler. »

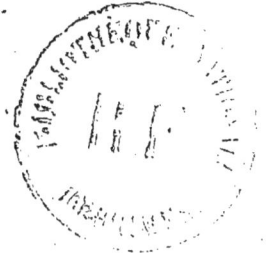

TABLE DES MATIÈRES

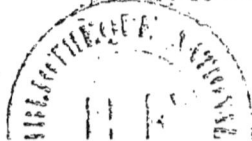

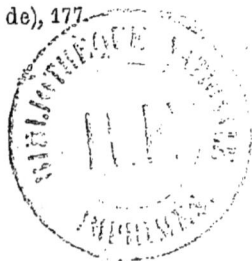

Paris. — Typographie A. HENNUYER, rue Darcet, 7.

A LA MÊME LIBRAIRIE

DUJARDIN-BEAUMETZ, membre de l'Académie de médecine, médecin de l'hôpital Cochin, membre du Conseil d'hygiène et de salubrité de la Seine. — **Leçons de clinique thérapeutique**, contenant le traitement des maladies du cœur et de l'aorte, de l'estomac et de l'intestin, du foie et des reins, du poumon et de la plèvre, du larynx et du pharynx, des maladies du système nerveux, le traitement des fièvres et des maladies générales. 3 vol. grand in-8, de 850 pages chacun, avec figures dans le texte et planches chromolithographiques hors texte, 5e *édition* entièrement remaniée.. 48 fr.
   Cartonnés toile, tête dorée. .... 53 fr.

DUJARDIN-BEAUMETZ. — *Conférences thérapeutiques de l'hôpital Cochin.* 1884-1885. **Les Nouvelles Médications.** 1 vol. in-8 de 216 pages avec figures, 3e *édition*, broché.................................. 6 fr.
   Cartonné... 7 fr.

DUJARDIN-BEAUMETZ. — *Conférences thérapeutiques de l'hôpital Cochin.* 1885-1886. **L'Hygiène alimentaire**, 1 vol. de 240 pages avec figures, et une planche en chromo hors texte, broché................... 6 fr.
   Cartonné... 7 fr.

DUJARDIN-BEAUMETZ et P. YVON. — **Formulaire pratique de thérapeutique et de pharmacologie.** 1 vol. in-18, cart., de 600 pages. 4 fr.

DICTIONNAIRE DE THÉRAPEUTIQUE, **de matière médicale, de pharmacologie, de toxicologie et des eaux minérales,** par DUJARDIN-BEAUMETZ, paraissant par fascicules de 180 pages. Petit in-4 à deux colonnes, avec de nombreuses figures dans le texte.

SONT EN VENTE

Tome Ier (fasc. ●●● 1 à 5), 25 fr. — Tome II (fascicules 6 à 10), 25 fr. — Tome III (fasc. 11 à 15), 25 fr. — Tome IV (fasc. 16, 17 et 18), 15 fr.
Le tome IV paraîtra comme les trois premiers en 5 fascicules. L'ouvrage sera complet avant la fin de 1888. — Il comportera 4 volumes. Prix : 100 fr.
Tous les fascicules se vendent séparément...................... 5 fr.

FRANCK (François), membre de l'Académie de médecine, professeur remplaçant au Collège de France. — **Leçons sur les fonctions motrices du cerveau** (réactions volontaires et organiques) et sur l'épilepsie cérébrale, précédées d'une préface du professeur CHARCOT. 1 vol. grand in-8 de 570 pages, avec 83 figures...................... 12 fr.

LECORCHÉ (E.), professeur agrégé à la Faculté de médecine de Paris, et Ch. TALAMON, médecin des hôpitaux. — **Traité de l'Albuminurie et du Mal de Bright.** 1 fort vol. grand in-8 de 800 pages... 14 fr.

VULPIAN (A.), ancien doyen de la Faculté de médecine, membre de l'Institut et de l'Académie de médecine, médecin de l'hôpital de la Charité, etc. **Maladies du système nerveux.** Leçons professées à la Faculté de médecine de Paris. 2 vol. grand in-8, formant 1300 pages... 32 fr.
Le tome II se vend séparément.............................. 16 fr.

BLONDEL (R.), préparateur à la Faculté de médecine de Paris. — **Manuel de matière médicale,** comprenant la description, l'origine, la composition chimique, l'action physiologique et l'emploi thérapeutique des substances animales ou végétales employées en médecine, précédé d'une préface de M. DUJARDIN-BEAUMETZ, membre de l'Académie de médecine. 1 gros vol. in-18, cartonné, percaline verte, tr. rouges, de 980 pages, avec 358 figures dans le texte................................. 9 fr.

HUGUET (R.), ancien interne lauréat des hôpitaux de Paris, professeur de chimie à l'Ecole de médecine et de pharmacie de Clermont-Ferrand, pharmacien en chef des hospices. — **Traité de Pharmacie théorique et pratique.** 1 vol. grand in-8, cartonné, de 1230 pages, avec 430 figures dans le texte............................... 18 fr.

PARIS. TYPOGRAPHIE A. HENNUYER, RUE DARCET, 7.